JN042103

脳梗塞で
左脳の1/4が
壊れた私

失くした「言葉」を取り戻すまで

清水ちなみ

文藝春秋

お母さんへ

はじめに

こんにちは、清水ちなみです。

お久しぶりの方も、はじめましての方もお元気でしょうか？　私は元気にやっています。私はコンピュータソフトの会社で働くＯＬでしたが、『週刊文春』で「おじさん改造講座」の連載が始まってから生活が一変しました。いきなり忙しくなってしまい、たくさんの本を書きました。子どもが生まれてからも、フル回転で仕事をしていました。

ところが四十六歳のある日、私は突然、言葉を失いました。脳梗塞によって左脳の四分の一が壊れ、失語症になったのです。

早いもので、それから十年以上の時が流れました。その間、お医者さまやリハビリの先生方のおかげで、そして家族の協力もあり、私の身体は着実に回復していきました。口からは思うように言葉が出てこないし、右手も以前のようには動きませんが、それでも、日常生活に不自由はなく、感謝しかありません。

それでも、以前のように仕事をすることはできないだろうな、と思っていました。そんな私のところに『週刊文春ＷＯＭＡＮ』から意外なオファーがありました。

「清水さんの体験を連載してみませんか？」

私はスマホとタブレットを持っています。メールとLINEを使い、興味のあるウェブサイトも見にいきます。でも、雑誌の原稿を書くのはまったく別のレベルなので、不安はもちろんありました。

失語症患者に、原稿を書くことなどできるのでしょうか？

幸いなことに『週刊文春WOMAN』は季刊誌。つまり〆切は三カ月に一回です。それならば、ゆっくりとキーボードを叩くこともできるはずです。

連載の評判がよかったようで、まもなく単行本化の話をいただきました。

この本は、私が言葉を取り戻すまでの記録です。

もちろん、私が自分で書いていますが、本のために改めてお話を伺った先生たちや家族など、いろいろな人に原稿を見てもらっています。そのおかげでずいぶんわかりやすくなっていると思います。

「清水さんの脳の画像と回復の度合いは乖離《かいり》しています」と脳外科の先生はおっしゃいました。私の脳は大きく損傷しているにもかかわらず、普通に話していて驚いたのだとか。

私にとって、約十七年ぶりに出版する本書を、同じように脳疾患を抱えている患者さんたちと、周囲で支える方々にもお読みいただければ幸いです。

目次

はじめに　2
序章　くも膜下出血　7
「手術はイヤ」と帰宅
第一章　手術　23
テープに残された手術前日の声
第二章　集中治療室　51
「お母さん」と「わかんない」しか話せない

第三章　一般病棟　67
子どもたちのお見舞い

第四章　リハビリテーション病院　89
自分の名前もピンとこない

第五章　スペシャルセラピスト　127
右手の握力が二倍に

第六章　私のサリバン先生　139
紙のキーボードでパソコンの特訓

終　章　十年が過ぎて　155
結構楽しい私の日常

装丁　大久保明子
カバーぬいぐるみ　片岡メリヤス

序章　くも膜下出血

「手術はイヤ」と帰宅

恐るべき頭痛に襲われたのは二〇〇九年十一月二十二日の昼下がり。

当時四十六歳だった私は、自宅で家族と一緒にテレビでサッカーを見ていました。

Jリーグは、シーズン終盤の十一月に入ると俄然《がぜん》おもしろくなります。チームの実力が拮抗していて、優勝争いも残留争いも昇格争いも白熱するからです。この時期になると選手たちは一戦一戦を生き残りをかけて戦いますが、この日ばかりは私にとっても人生の大勝負になってしまいました。

炬燵《こたつ》に入ってサッカーを見ていると、突然身体の異変を感じ、炬燵を這い出て、すぐ隣にあるソファでうずくまった途端に、頭の中が破裂しました。

私にはふたりの子どもがいますが、出産の三倍くらい痛かった。出産の痛みが「鼻からスイカを出す」くらいだとしたら、この時の痛みは「雷で死亡」とか「ショック死」くらい。普通はすぐに救急車を呼ぶところですが、薬嫌いの私は旦那に「すぐに気功の先生に電話して！」と頼みました。

やがて二度目の痛みがピキッとやってきました。再び後頭部を雷に打たれた感じです。声も出せないくらい痛くて、ほとんど目も開けられません。

まもなく電話がつながり、気功の先生から電話で〝気〟を送ってもらったら痛みが治まりました。翌日には目も開き、歩くこともできます。

これまで私は、何人もの代替医療の先生に助けてもらって生きてきました。二〇〇四年から伝承療法、二〇〇六年からは気功を始めました。西洋医学でも東洋医学でも、あるいは第三の道でも、「いいお医者さま」だったらそれでいいと私は思うのです。

しかしこの時ばかりは、何をやっても痛みの芯がどうしてもとれなかったので、激しい頭痛から五日後の十一月二十七日に、杏林《きょうりん》大学医学部付属病院の脳神経外科に行きました。

診断はくも膜下出血でした——。


幼い頃からずっと低血圧で、貧血で倒れることもしょっちゅう。でも、二番目の子どもを妊娠した二〇〇一年あたりから、私の血圧はどんどん上がっていきました。

初めて大きな異変を感じたのは二〇〇七年十一月。くも膜下出血で倒れる二年前のことです。血圧はすでに二〇〇を超え、かがんで靴紐を結ぶことさえつらくなっていました。

朝、当時五歳だった娘のチヒロ（仮名）を保育園に送っていくためにクルマを運転していると、いきなり身体の中で何かが弾けました。

クルマは真っすぐ進んでいます。道順も完璧にわかっています。でも、目を開けているのに何も見えません。必死という言葉はこういう時に使うのでしょうね。私が本当の意味で必死だったのは、自分が幼稚園の頃に溺れかけた時と、この時だけです。

幸いにも、かすかな視野を頼りに、なんとか無事に保育園に着くことができたので、先生には「お迎えは私ではなく、ほかの人がきます」と伝えました。

運が悪いことに、フリーライターをしている旦那のタケシは二週間のアメリカ出張に出かけたばかり。まだ成田空港にいる頃です。電話で私の病気を伝えたところで出張を中止にできるはずもなく、かえって心配をかけるだけ。そう考えた私は、旦那には黙っていることにしました。

さしあたっての問題は、保育園の近くになんとか駐めたクルマです。保育園の先生は忙しく、保護者も同じです。ならば友達に頼もうか、それとも専門業者を呼ぼうか。いろいろ考えたのですが、とりあえず、冷静になって自分の状態を確かめてみることにしました。

目が全然見えないということはなく、二メートルくらいまでは普通に見える。でも、その先がぼんやりしています。たとえが難しいのですが、ド近眼という感じでしょうか。結局、いつも通っている道だから大丈夫だろうということで、そろり、そろりと緊張しながらなんとか運転して帰りました。

無事に家に着いた時点で私はかなり疲れていましたが、足は動いたので出かけることにしました。青山で仕事の打ち合わせがあったからです。

自宅近くの駅までは問題なかったのですが、渋谷駅で降りた途端に、人がいっぱいいて、混乱した私は何も見えなくなって途方に暮れました。

パントマイムで「壁」の演技をする人のように手を前に出して、柱にさわって自分のいる場所を確かめながら、よたよたと歩きました。打ち合わせをなんとか終え、ひとりでお店に入り、鰯《いわし》定食もしっかりと食べたのですが、やっぱり遠くの方はぼやけてよく見えません。

午後に気功の先生のところに行って「目が変なんです」と訴えても、「何だろうねえ、私には普通に見えるけど」と言われてしまいました。

ところが夕方、家に帰って洗面所の鏡を見た途端に「ああっ！」と声が出ました。右目が寄り目になっている！　黒目が見えないほどのひどい寄り目です。なんということでしょう。とても悲しくなりました。

ちょうど小学校五年生の長男コウスケ（仮名）が学校から帰ってきたので、一緒に近所の眼科に行きました。途中、薬局で眼帯を買ったのは、寄り目の自分を知り合いに見られるのがイヤだったからです。

眼科の先生はまず、「どうして眼帯をしてるの？」と私に尋ねました。「先生、こんなことになってしまったんです」と私が眼帯を外すと、先生はどこかに電話をかけて「フレッシュな患者さんがいるんです」と言いました。

「そうか、私はフレッシュなのか」と、くすぐったい気持ちになりましたが、先生の顔は真剣でした。

「すぐに大学病院に行ってください。予約をしておきますから」

事態の深刻さがわかっていない私が「ご飯を食べてからでもいいですか？」と聞くと、「いますぐ行ってください！」と先生から叱られました。さぞかし呆れたのでしょうね。

大学病院に着いた時点で外来の受付時間は終了。でも、眼科の先生があらかじめ電話を入れてくださったおかげで、すぐに対応してもらえました。

若い先生から渡されたA４サイズの紙には大きな文字で「後頭部が痛いですか？」

など、いくつかの質問が書かれていました。他の質問は覚えていませんが、後頭部は確かに痛かった。

「MRI（核磁気共鳴画像法）を撮りましょう」と言われて、コウスケとふたりで待っていると義母が来てくれました。旦那のお母さんです。近所の眼科の先生から「大学病院に行ってください」と言われた時点で電話をかけておいたのですが、すぐ来てくれて本当にありがたかった。これで子どもたちは、とりあえず家に帰ることができます。娘のいる保育園の名前や場所を説明しようとすると、義母は優しく言ってくれました。

「大丈夫よ。保育園の場所はお兄ちゃんが知っているでしょ？　お迎えに行ってふたりに何か食べさせてからあなたの家に帰るから心配しないで。都合がいい時に連絡してちょうだい」

テキパキしているお義母さんにおまかせすれば安心だとホッとしました。

まもなく、私は生まれて初めてMRIを撮りました。読者の皆さんも、テレビで見たことがあるかもしれませんね。強い磁石を使う大きな装置で、身体を輪切りにした映像を撮るのです。

まず横になり、頭にヘルメットみたいなものを装着。撮影中、大きな機械音がするので耳栓をします。気分が悪くなった場合に備えて緊急コールのブザーを持たされて準備完了。やがて私は、装置の中にするするっと自動で吸い込まれていきました。まるでサンダーバードに乗り込む時のようです。でも、作動している間中、ビービー、カンカン、隣で新築工事をしているみたいな音がずっと響いていて、とにかくうるさい。二十〜三十分くらいだったでしょうか。

検査結果はすぐに出ました。異常なし。

あれ？　私の目は？

「ＭＲＩに写らないものがあるかもしれないので、とりあえず外来でまた来てください」

先生にそう言われてタクシーで自宅に戻り、義母に帰ってもらったのが夜の九時頃。まもなく旦那から「無事にアメリカに着いたよ」という電話がありました。病院に行ったことを私が黙っていたので、子どもたちからは「どうして目が見えないってお父さんに言わないの？」と聞かれましたが、こう答えました。

「アメリカは遠いし、心配をかけるだけだからね」

こうして私の長い一日が終わりました。

その後、大学病院には二、三回通いましたが、お医者さまが言うことはいつも同じです。寄り目は時間が経てば自然と治ります。眼帯をつけるなら右、左と交互につけること。血圧を下げる薬を飲んでください。

でも、当時の私は、どうしても降圧剤を飲みたくなかった。かたくなに拒んでいたんです。

そんな私に、「薬を飲みなさい」「血圧を下げないとだめよ」と何度も助言してくれる人がいました。和裁教室で知り合った加藤光子さん（仮名）です。

加藤さんは私のことを、「若いのに和裁を習おうなんて、変わった子もいるものだな」と思っていたそうです。コラムニスト清水ちなみのことはまったく知らなかったのですが、ある日、新聞に入っていた「カタログハウス」のチラシで山﨑ミシンのモニターをやっていた私の写真を発見したのが運の尽きで、「これ、和裁教室の清水さんじゃない？」と気づいたそうです。それまでも一緒にお昼を食べたりしていたのですが、身元がバレてからは、仕事や家族の話もするようになりました。

加藤さんのご主人は、当時、東京大学で教授をされていて、若い頃はスポーツライターになろうと思っていたほどのスポーツ好き。東大にはスポーツの話ができる相手がひとりもいなくて、スポーツ全般にやたらと詳しいウチの旦那と意気投合して、家族ぐるみのおつきあいになりました。

加藤さんは「降圧剤を飲みなさい」と何度も諭してくださったのですが、チヒロを産む前後に、降圧剤を飲んで血圧が劇的に下がった時に「薬って怖い」と感じた私は、加藤さんの親切な言葉に従いませんでした。

私は子どもの頃から病弱で、小児結核を発症して幼稚園にもほとんど通えませんでした。幸い、人にはほとんど感染しない「塗抹《とまつ》陰性」でしたが、その頃から、どうせ死ぬんだしと思って、自分の人生を大切にしてこなかった。花火のようにパッと光って消えるのが人生だろうと思っていたのです。その気持ちは、自分の子どもが生まれてからも変わりませんでした。

まもなく私は、大学病院に通うのを止めてしまいました。

目の焦点は相変わらず合わず、すべてがダブって見えていました。物が二重に見えると情報も二倍になるので、本当に疲れます。特に商店街の看板は最悪で、文字がそこら中に溢れ出しているような気がして気が狂いそうになりました。バスに乗る時は、足元の段差がよく見えないので足で探ります。眼帯をつけると、情報量が減って少し楽になるので、左右を入れ替えながらずっとつけていました。

旦那がアメリカに行っている二週間近く、朝は眼帯をつけた私が五歳のチヒロをバスで保育園まで連れて行き、帰りは小学五年生のコウスケが学校とは反対方向にある保育園までわざわざ妹を迎えに行ってくれました。子どもたちもさぞかし大変だったと思います。

コウスケは小さな頃から、一日中走り回っているような元気でのびのびと遊ぶ子でした。一年生の音楽の時間には突然手を挙げて「『すずめがサンバ』を歌います！」と机の上で歌いながら踊って大評判。友達が自分のお母さんに「清水くんがおもしろかったんだよ！」と興奮してしゃべったことで、私の知るところになります。保護者面談の際には担任の先生から「あのリズム感はただものではありません！」と言われ、授業参観では、親が見ている前で、隣の席の子とおしゃべり、後ろの子とおしゃべり、最後は居眠りする始末。

息子によれば、小学校は「ちょっと遊んで、休んで（＝授業）、ちょっと遊んで」という場所。家は「遊んで、（妹におもちゃを）取られて、遊んで、取られて」という場所だそうです。

元気な息子の貴重な遊び時間を奪ってしまい、本当に申し訳ないことをしました。

私は、目を休めようと、パソコンやテレビは見ないようにしていたのですが、ヒマだったので、時々お絵描きをしました。なんとなくできたのが童話みたいな『カニとおじさん』というマンガ。ボーッとしていたおじさんが無人島に流れ着いてしまい、当時描いたオリジナルマンガ『カニとおじさん』

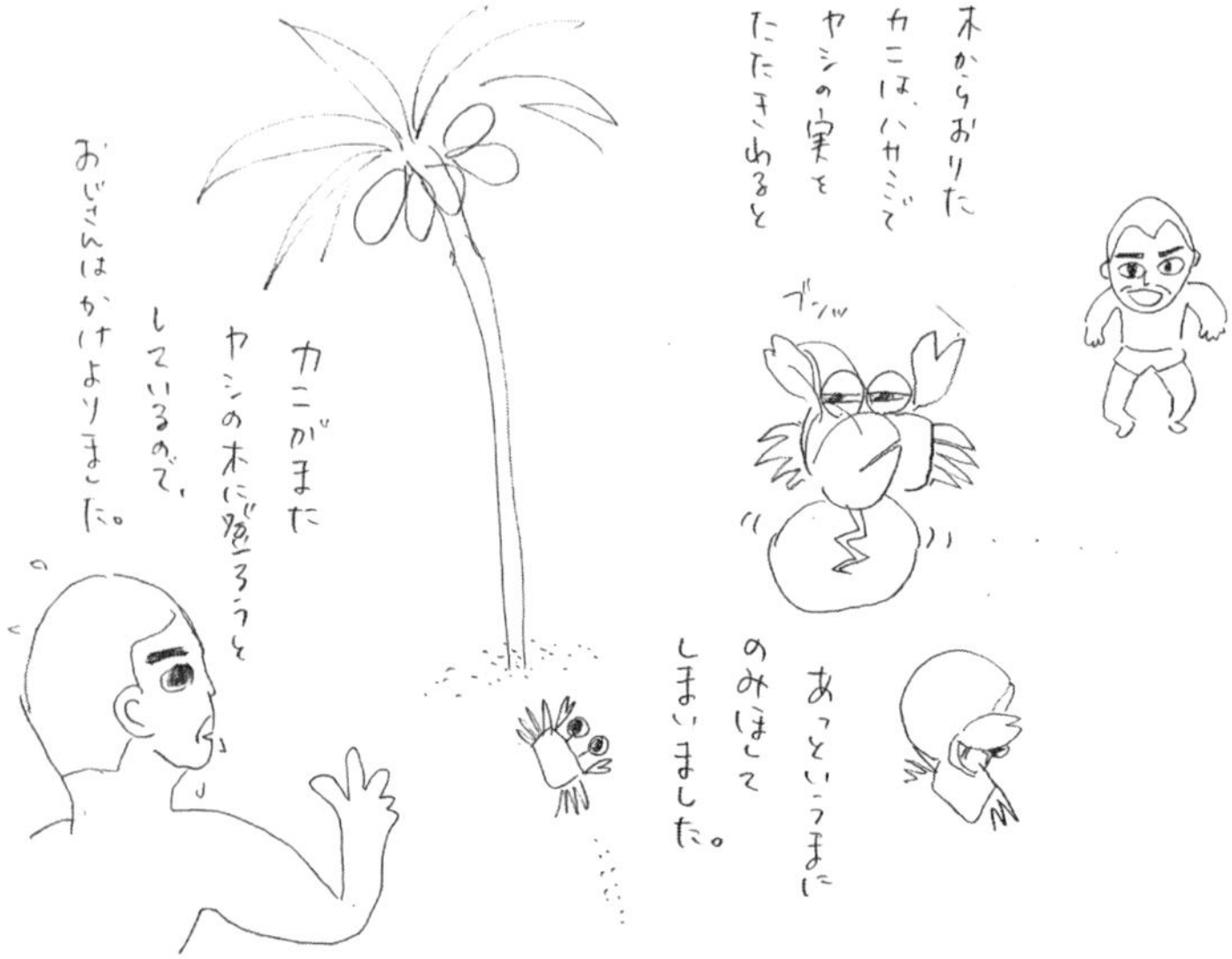
木からおりた
カニは、ハサミで
ヤシの実を
たたきわると
ブシッ
あっというまに
のみほして
しまいました。
カニがまた
ヤシの木に登ろうと
しているので、
おじさんはかけよりました。

ヤシの実をカニと奪い合うというバカバカしいお話です。子どもたちから「このおじさんの絵がかわいい」とか「こっちはかわいくない」と感想を言われながら、読み聞かせをしました。

十三日間のアメリカ出張から旦那が帰ってきた時、私はへなへなと崩れ落ちそうになりました。よほど気が張っていたのでしょう。

子どもがいないところで旦那に眼帯を外して見せると、「あらあら、これは大変だね」と落ち着いた反応。「MRIを撮ったけど、異常はなかった」「寄り目は自然に治るみたい」と私があらかじめ言っておいたので、さほどシリアスには受け取らなかったみたいです。

旦那が「これはヤバい！」となったのは、それから三カ月ほどが経った二〇〇八年二月。夜遅い時間に、私が突然大量の鼻血を出したのです。

みんなが寝ている時間なので、私は騒ぎ立てたりはせず、トイレに籠もって出血が止まるのを待ちましたが、いつまで経っても止まる気配がありません。暖房のないトイレは寒く、「そうだ、ドライヤーを持ってくればいいのでは？」と閃《ひらめ》いたのですが、鼻血が止まらず動けません。ついに貧血になった私は、大声で旦那を呼びました。

その後は覚えていません。驚いて飛び起きた旦那は、私をトイレから布団まで必死に運んだそうです。失神状態で白目を剝《む》き、いびきまでかいている私を見て、「もうダメかと思った」そうです。その後、なんとか意識が戻って鼻血も止まったのでそのまま寝ました。

寄り目が通常の状態に戻るまでには、半年以上かかりました。両目で見ると四重に、片目を閉じれば二重に見えていたオリオン座も、一年後にはようやく普通に見えるようになりました。

こうして振り返ると、身体はいろいろサインを送ってくれていたのに、私は無視し続けてきたのですね。

そして冒頭に書いた通り、二〇〇九年十一月、雷に打たれたような激しい頭痛に襲われた私は、破裂脳動脈瘤《りゅう》によるくも膜下出血と診断されたのです。

「すぐ開頭手術をしないと命に関わります」

と、杏林大学医学部付属病院脳神経外科（当時）の河合拓也先生。身体の大きな優しい先生です。私は「手術はイヤです」と返事をしたつもりですが、病状が深刻だったからでしょう。あれよあれよという間に手術室へ。連絡を受けた旦那が病院に到着した時には、手術の準備は完全に整っていたそうです。ガウンを着せられた私は手術台の上で、お医者さま数人と看護師さん数人に取り囲まれていました。旦那が手術の同意書にサインすれば、即座に開頭手術が始まります。

手術台に横たわる私の耳元で旦那が言いました。

「いま、脳神経外科の先生から説明を受けた。すぐに手術を受けないと大変なことになるそうだ。死ぬ可能性もあるし、認知症になることもあるって。だから俺はぜひ手術を受けてほしい。でも、どうしても手術がイヤなら、君の気持ちは尊重するから」

私の記憶は曖昧《あいまい》ですが、私は旦那に「手術はイヤ」と言ったそうです。

「本人が拒んでいるのに、僕が同意書にサインすることはできません。その結果、何が起ころうと僕が責任をとります」

お医者さまは信じられないという顔をして、何度も旦那を説得してくれたのですが、旦那が同意書にサインすることはありませんでした。

あとから聞いた話ですが、「俺は手術なんかしない。そのまま死ぬ」と日頃から言っていた人でも、実際に倒れると、「すぐに手術をしてくれ！」と訴えるのが通例だとか。私が手術を拒否して帰った時、お医者さまは口々に「本当に帰った人は初めてだ」と呆れ返ったそうです。

今思えば、私は大バカ者でしたね。動脈瘤が再破裂した場合の致死率は八割以上。私の医者嫌い、薬嫌いは、自分自身を生命の危機に晒《さら》していたのです。

第一章　手術

テープに残された手術前日の声

一九八五年の春、大学を卒業した私はコンピュータソフトの会社に就職しました。楽しいＯＬ生活がこれから始まる！　と思ったのに、会社はシーンとしていて、息がつまりそうな暗い雰囲気でした。

周囲は年上の男性ばかりで、女性はごく少数。ドラマに出てくるようなカッコいい「おじさま」なんかひとりもいなくて、生活感溢れる「おじさん」ばっかり。会社は仕事をするところだと思っていたのですが、実際に入ってみると全然そうじゃなかった。

おじさんたちが仕事中に爪を切るのは当たり前で、足の爪を切れば、見たくもない毛ずねが見える。隣の席からいきなり立ち上がり、ズボンのベルトを外し、ファスナーまで下ろしてワイシャツを入れ直す。よく見るとネクタイの柄は梅にうぐいす。社員旅行でお酒を飲めば、はだけた浴衣姿で「いいか、女の幸せは結婚だぞ！」と私たちに繰り返しお説教――。

会社は不思議なところでした。いつのまにか、私は仕事よりも、むしろおじさんの行動や生態に詳しくなっていたのです。

これは私の会社だけの珍現象なのか？　それとも、どこの会社も似たようなものなのか？　どうしても知りたくなった私は、会社のファックスを内緒で使って、何十人もの友達に「あなたの会社のおじさんは、妙なネクタイをしていませんか？」など、いくつかの質問を書いたふざけたアンケートを送りつけました。するとほかの会社の友達にもアンケートが広まって、〈登り龍〉とか〈土星とロケット〉とか〈幅広大輪花模様〉とか、変なネクタイの具体例がどんどん寄せられてきた。

おじさんの生態が事細かに書かれた回答は、どれも抜群におもしろかったので、私は第二弾、第三弾と、密かにアンケートを作り続けました。

メンバーが急激に増えたことで、ファックスでのやりとりは限界に。でも、郵送すればかなりの出費になってしまう。「だったら雑誌に掲載してもらえばいいのでは？」と私は思いつきました。

知人の紹介で『週刊文春』のデスクにプレゼンしたところ、なんと「おじさん改造講座」という名前で連載することになりました。一九八七年のことです。タイトルも、見開きページのデザインも全部私が決めました。

連載前にデスクからしつこく念を押されたのが、「最低でも十週は続けてね」ということと、もうひとつ「ＯＬは会社の上司のことを『おじさん』と呼ぶんですね？」ということ。「はい」と答えましたが、実際にはＯＬが上司を「おじさん」と呼ぶことはまだなかったと思います。

私が就職した一九八五年は男女雇用機会均等法が制定された年です。当時の企業はこぞって女性総合職を採用しようとしていたので、元から会社にいた短大卒の一般職ＯＬと新たに入社してきた四大卒の総合職ＯＬの間には、多くの摩擦が起きていました。

会社は「働く女性に期待する」と言いながらも、実際に総合職ＯＬに与えられた仕事は男性社員のサポートがほとんど。東大卒の女性がお茶汲みするのも、結婚すれば寿退社するのも当たり前。ＯＬはそれぞれが閉塞感を抱えていたんです。だからこそ、言ってやった！　という笑いが必要だと思いました。友達に手伝ってもらって「おじさん改造講座」を始めた頃の私は、こんなバカバカしいこと、みんなで笑っちゃおうよ！　という気分だったような気がします。

一九八七年に『週刊文春』で連載を始めた時点で、ＯＬ委員会の会員数は二百人を超えていました。アンケートは郵送でしたが、最初の頃は経費にしてくれなかったの

「おじさん改造講座」第1回の誌面（『週刊文春』1987年9月3日号）

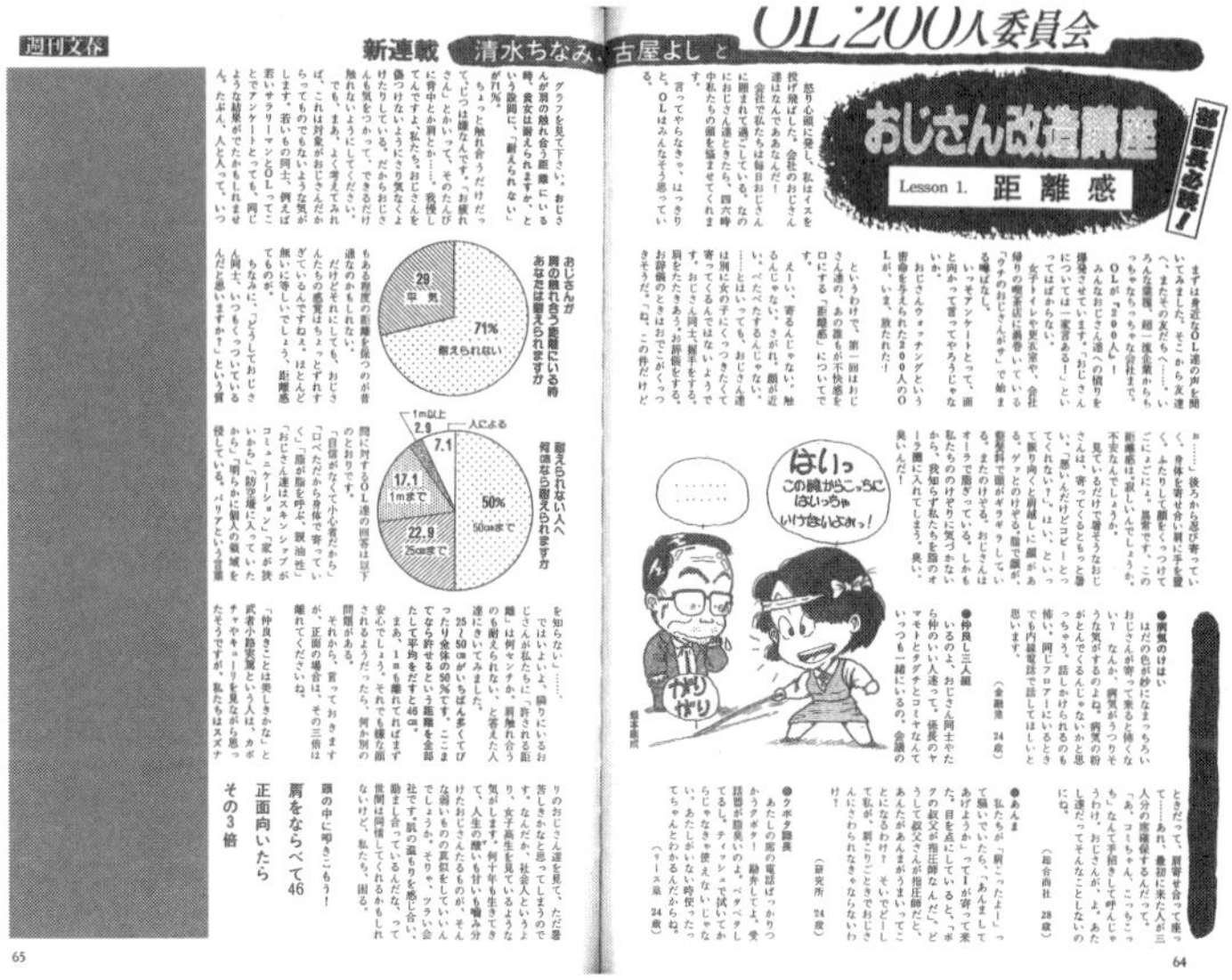

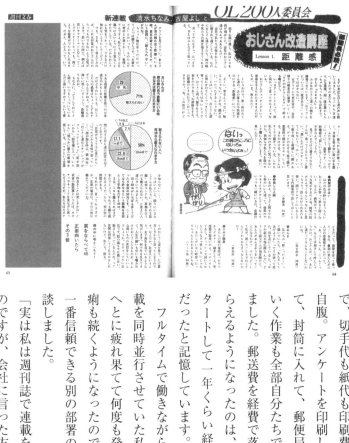

で、切手代も紙代も印刷費もすべて自腹。アンケートを印刷して、折って、封筒に入れて、郵便局に持っていく作業も全部自分たちでやっていました。郵送費を経費で落としてもらえるようになったのは、連載がスタートして一年くらい経ってからだったと記憶しています。

　フルタイムで働きながら週刊誌連載を同時並行させていた私は、へとへとに疲れ果てて何度も発熱し、下痢も続くようになったので、会社で一番信頼できる別の部署の上司に相談しました。

「実は私は週刊誌で連載をしているのですが、会社に言った方がいいでしょうか?」

上司は即座に言いました。

「会社に言うのは絶対ダメ。なぜなら前例がないから。前例のないことを判断できる人間が、この会社にいると思いますか?」

深く納得した私は会社を辞めて、フリーランスになりました。

ＯＬ委員会は巨大化する一方で、会員数は最大で八千人に達しました。

一年間に十回、各五千通以上届くアンケートの仕分けや、回答の謝礼として会員に送った年間十冊の会報作りは大変な作業でした。

お手伝いをしてくれていたメンバーの中には、マンガ『娚《おとこ》の一生』の西炯子《けいこ》さん、コミックエッセイ『ダーリンは外国人』の小栗左多里《さおり》さん、相撲ライターのどす恋花子さんなど、現在も活躍されている方がたくさんいらっしゃいます。

私の手元には膨大な回答用紙が集まってくるのですが、掲載するものを選ぶ作業は案外簡単。最初はすごく時間がかかりましたが、指紋が消えるほど用紙をめくり続けているうちに、おもしろい回答が瞬時にわかるようになりました。ピカッと光って見えるんです。

一九九三年からは連載の総タイトルを「おじさん改造講座」から「ＯＬ委員会ナセ

バナル」に変え、おじさん以外のテーマにも積極的に取り組むようになりました。バブル崩壊を会社の内側から報告したり、阪神淡路大震災の時には被災地の会員から生々しい回答が寄せられたり。

米不足をテーマにアンケートをとった時には、米屋、米の卸、農協、検査員、輸入業者など、業界内で働くＯＬの声が勢揃いして、「外米用の袋の生産で包材メーカーが潤っている」などという話まで聞こえてきました。

パーティや旅行、イベントもよくやりました。中国へ行くツアーを組んで、天安門広場で「だるまさんがころんだ」をやって遊んでいたら、見物人が数百人も集まってきて、ガイドさんが警察に職務質問をされてしまうという大変な騒ぎに。逮捕者が出なくてホッとしました。

あの頃、ＯＬ委員会が大きく盛り上がったのは、郵送で届くアンケートに手書きで答えるというアナログな方式だったからかもしれません。

インターネットはすべての価値観が並列で、優れた言説もバカバカしい話も同じように並びます。ＯＬ委員会の会員たちは、紙に書くという面倒な段階があったからこそ、「こう書けばおもしろいかな?」とか「これだとただの悪口になっちゃうかな?」と真剣に考えて回答してくれました。だからこそ、私が回答に手を加えることはほとんどなかった。数千倍の倍率を勝ち抜いた回答は、恐ろしいほどリアルでバカバカしく、読者を大笑いさせる爆発力を持っていました。『週刊文春』の連載は十一年続きましたが、ネット前夜の、最後の煌《きら》めきだったかもしれません。

会社を辞めてフリーになった私は、『週刊文春』以外の仕事も始めました。昼は取材を受けて打ち合わせして、夜はアンケートを読んで雑誌の原稿を書いて、ＯＬ委員会の会報を作って……。月に四十本以上の〆切を抱えていたはずです。

本も百冊以上書きました。『サルでもできる料理教室』『仮定の医学』『大えっち』『大失恋。』『史上最低元カレコンテスト』など。テレビやラジオに出たり、社会党に呼ばれて候補者の服装についてアドバイスしたり、『週刊文春』のグラビアで「顔面相似形」の記事を作ったり。

『おじさん改造講座』は大竹しのぶさん主演でドラマ化され、芝山努さんの絵でアニメ化もされました。

『大失恋。』は、元ＳＭＡＰの森且行さんや武田真治さん、西島秀俊さん、鈴木京香さん、山口智子さんなど超豪華キャストで映画化されています。

超多忙な私の睡眠時間はとても短く、「いつ寝ていたんだろう?」って感じです。昔の日記を見ると、一回一時間の打ち合わせを四十五分に短縮してなんとかやりくりしています。お腹が空くと夜の街に出かけて、大量に飲み食いしました。

三十三歳の時に初めての男の子、コウスケが生まれると、私の睡眠時間はさらに削られましたが、相変わらず以前と同じくらいの仕事量をこなしていました。でも、ふたりめのチヒロが生まれると、三十八歳になっていた私の身体はとうとう悲鳴を上げました。血圧が急激に上がったのです。

主な原因は遺伝でしょう。私の父も、父の母も、もともと高血圧体質で、脳梗塞で若くして亡くなっています。私自身はずっと低血圧で、貧血を起こして時々倒れていたくらいなのですが、結局のところ、仕事をやり過ぎた、お酒も飲み過ぎたということなのでしょう。

血圧を薬で下げるのはイヤだったので、何か違う方法はないだろうか？　と代替医療を試しました。いい先生がいると聞くと、積極的に出かけていきました。

たとえば漢方のお医者さま。

「先生、具合が悪いんです」と訴えると、脈をとって「背骨が曲がってるね。直してあげるよ」。産後も病院の薬が合わなかった私が、「赤ちゃんがいて通えないので、薬だけ送っていただけませんか？」とお願いすると、「写真を送って」と言われたので、上半身と全身の写真を送りました。写真を見て先生が処方してくれた漢方薬を飲むと、あら不思議、劇的に良くなりました。

別の代替医療の先生には「胃が悪いね」と言われ、「海外でビールを飲みたいので、鉄の胃にしてください」という願いは叶えてもらえませんでしたが、夜になると目が見えにくくなる鳥目はその場で治していただきました。

痛風を一発で治してくださった先生もいます。

でも、高血圧だけは、誰が何をやっても治らず、四十六歳になった私は、ついにくも膜下出血を起こしてしまったのです。

二〇〇九年十一月二十七日夜、手術を拒んで杏林大学病院から帰宅してから数日間のことはよく覚えていませんが、旦那と息子のコウスケによれば、頭痛と吐き気がひどく、トイレに行くのもひと苦労で、夜中に洗面器に吐いたこともあったそうです。

人に心配されて「大丈夫？」と覗き込まれたりすると、ひどく疲れを感じ、誰かが険しい気持ちになると、遠くにいてもすぐに感知して、バチバチと手裏剣が飛んでくるような痛みを味わっていました。

この頃の私について、コウスケは「なんとなく、お母さんという絶対的な象徴が崩れる感じがしてイヤだったなあ」と振り返ってくれました。私、だいぶ弱っていたんですね。

同じ頃、キラキラ光るスーパーボールを誰かからもらった娘のチヒロが、喜んで私に見せようとして、旦那から止められたそうです。いまの私には刺激が強すぎると旦那は考えたんでしょうね。娘はスーパーボールを引き出しにしまいこんで、いまもそのままにしているとか。申し訳ないことをしました。

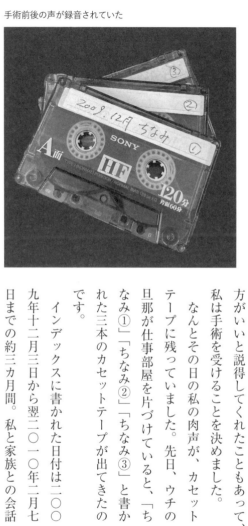

十二月三日、昔から知っていて信頼できるお坊さんみたいな先生が、手術を受けた方がいいと説得してくれたこともあって、私は手術を受けることを決めました。

なんとその日の私の肉声が、カセットテープに残っていました。先日、ウチの旦那が仕事部屋を片づけていると、「ちなみ①」「ちなみ②」「ちなみ③」と書かれた三本のカセットテープが出てきたのです。

インデックスに書かれた日付は二〇〇九年十二月三日から翌二〇一〇年二月七日までの約三カ月間。私と家族との会話

手術前後の声が録音されていた

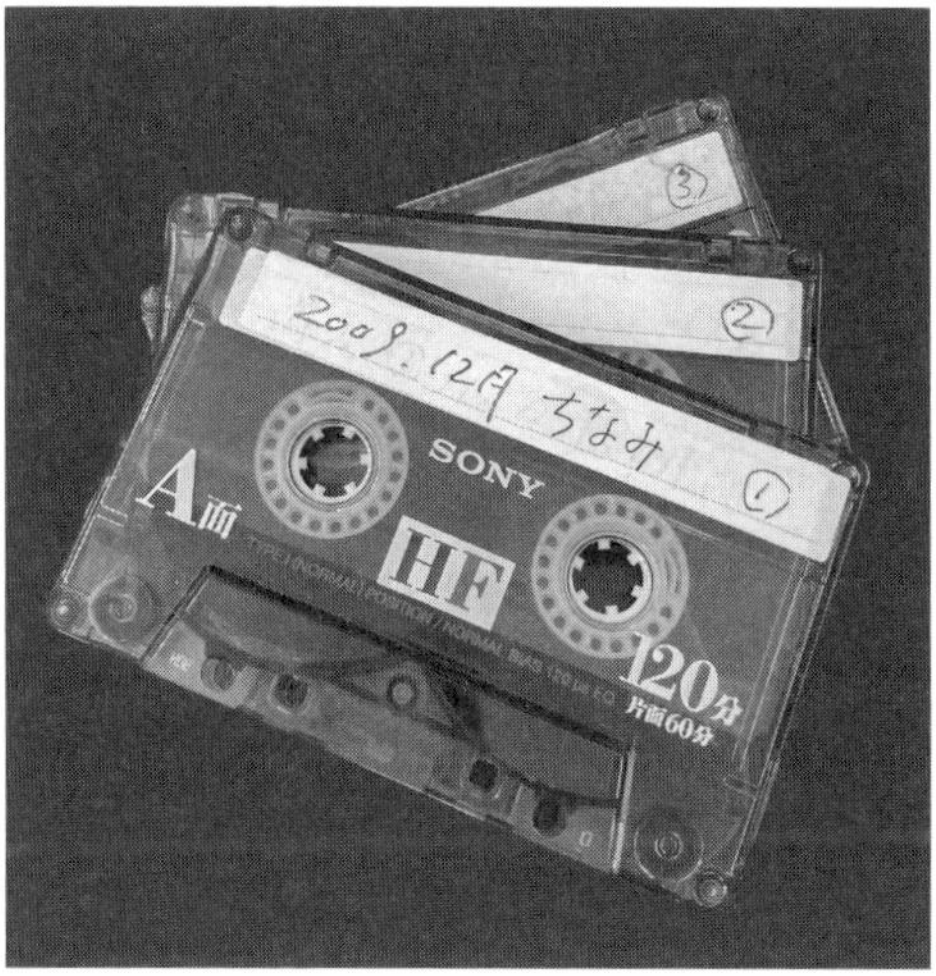

が録音されていました。

「どうして録っておいたの？」

「あなたは書く人だから、録音しておけば何かの役に立つと思って」

「だったら、もっと早く聞かせてくれればよかったじゃない」

「ごめん。すっかり忘れてた」

用意周到なくせに、極端に忘れっぽい旦那に呆れながら、私は「ちなみ①」のカセットテープを古いラジカセに入れて、再生ボタンを押しました。昔の自分の声を聞くのは、懐かしいような初めてのような、私ではない誰かがしゃべっているような、不思議な気持ちになります。

旦那　（お坊さんみたいな）先生と話してどうでしたか？
私　「手術を受けることにしました」と言ったら、「ああ、よかった」って。「どうやって説得しようかと思っていたんだよ」って。「昔と今が一番違うのは医療だ。医療が発達したのも神様がやったことだから、それを使わない手はない」って。
旦那　あなたは、高血圧が長く続いていたにもかかわらず、降圧剤を飲むことをずっと拒否していたよね。この前の杏林大学病院でも手術を拒否して帰ってきたわけだけど、今回、手術を受けようと考えを変えた理由は？

私　眉間の奥の血管が切れているから手術した方がいい、と勧められて、はい、そうですかとすぐに了承するのはよくないと思った。手術が終わってボケてましたじゃいかんでしょう、と。

治るか治らないかはケース・バイ・ケース。これをやっておけば絶対大丈夫とかは全然なくて、信じ過ぎてもいけない。ただ、これまでに私は何度か寄り目になったりしてるわけだから、脳のどこかに何かがあることは確か。ずっと爆弾を抱えたまま歩いているのもイヤだな、と思うようになったの。（お坊さんみたいな）先生は、それだけ何度もやってれば、普通死んでるよって言ってた。みんな、その人に必要な経験をしているはずだと。

旦那　なるほど。

私　いろいろな先生と話したけど、代替医療の理解の仕方と、普通の医者の話をくっつける作業に時間がかかったみたいな感じかなあ。いまはもう納得したから大丈夫。いま、私は顔も大丈夫だし、手足も大丈夫じゃない？　で、頭の中も動いてるじゃない？

旦那　まあ、四分の一に入ってると医者は言ってたけどね。

私　何？　四分の一って。

旦那　くも膜下出血を起こした患者は、四分の一が即死、四分の一が重症、四分の一が中くらい、歩いて帰れる人は四人に一人だって。まずはよかったね（笑）。

私　まあ、ねえ。

旦那　血圧が二三〇あるんだしね。あなたの理屈には理解できない部分がたくさんあるけど、俺には理屈なんかどうでもいいな。あなたが納得して、自分の意志で手術を受けることが大事だと思ったから、手術の同意書にサインしなかったんだよ。

手術しなければ、脳が攣縮《れんしゅく》して水頭症になるリスクが高いと医者から散々脅されてめちゃビビったし、もしそのまま死んじゃったり、痴呆が出たら、俺は間違いなく自分を責めただろうけど、それはそれで仕方がないとも思った。あなたの人生は、あなた自身が決めるべきだから。

私　不思議に聞こえるかもしれないけど、今朝、起きてみて思ったんだよ。「ああ、やっぱりあの時は手術を受けなくてよかったなあ」って。でも、いまはホントにどこも悪くないな、だったら手術しようかなって。昨日の晩に、タケシくん（旦那）が「手術して障害が出ても大丈夫だよ」って言ってくれたでしょ。だったら、手術してもいいかなって。

どこか弱々しい声で話す私に、学校が終わって帰って来た、当時小学校二年生の娘のチヒロが聞きました。

チヒロ　入院するの？

旦那　うん。でも、治るための手術だから。このまま放っておくと大変なことになっちゃうから。

チヒロ　手術には失敗もあるの？

旦那　うん。そういうこともある。

チヒロ　そうしたら、お母さんは死んじゃうわけ？

旦那　最悪の場合はね。

私　道端を歩いてても、クルマが突っ込んでくるかもしれないでしょ。同じだよ。

旦那　このまま何もしなければ、お母さんが死んじゃう可能性が高くなっちゃう。だから、今のうちに手術しておきましょうねという話なんだよ。

私　たぶん大丈夫だと思う。

旦那　うん。たぶん大丈夫。

チヒロ　じゃあ、手術決定でしょうか。
旦那　お母さんが手術を受けたいと言ってるから決定だね。手術したら、しばらくは入院になるけど。
チヒロ　どのくらい？
旦那　わからない。
私　お母さんのアタマはツルツルに剃っちゃうんじゃないかな。
旦那　いや、まだわからない。コイル塞栓術《そくせんじゅつ》なら、剃らなくても大丈夫だと思う。

　私がくも膜下出血になったのは脳内の動脈瘤が破裂したことが原因で、その手術の方法は二種類あります。

　ひとつは開頭して患部を小さなクリップでパチンと留めてしまうクリッピング術。この場合は髪の毛を一部剃らなくてはなりません。

　もうひとつは血管内手術（コイル塞栓術）です。太腿の付け根から大動脈を経由して脳の患部まで、レントゲンの画像を見ながら極細の管を延々と通していきます。管が脳動脈瘤まで届くと、形状記憶合金を毛糸玉のように押し込んで患部をふさぎます。コイル塞栓術の場合は開頭しないので、頭髪を剃る必要はありません。

私　大丈夫よ。リスクはあるけど、リスクというか、うまくいかないこともある、というぐらい。

チヒロ　うまくいかない可能性は？

旦那　それはわからない。

チヒロ　失敗するかも？

旦那　二割くらいかな。

チヒロ　二割って何％？

旦那　二〇％。

チヒロ　そんなにあるの？

旦那　でも、手術しなければ、今度脳内出血したら、ほぼ確実に死んじゃう。そんなのイヤでしょ？　君が大きくなるのをお母さんに見てほしいでしょ。

チヒロ　うん。

私　お母さんは、あなたとお兄ちゃんが大きくなったのを見たいんだよ。

チヒロ　わかっているよ〜。

私　そのためには、手術をするのが一番よさそうなんだ。

チヒロ　入院決定だね。
私　まあ、ちょっと入院するだけだよ。
チヒロ　どのぐらい入院するの？
旦那　それはちょっとわからないな。手術の方法にもよるのよ。一週間で済むかもしれないし、何カ月もかかるかもしれないし。
私　一年はない？
旦那　そんなことは絶対ない。大丈夫よ。

チヒロが少し安心したような顔をして自分の部屋に行くと、旦那が不思議なことを言い出しました。

旦那　あなたはこれまで、売れる本をたくさん作ってきたけど、代表作と言える本はまだ書いてないと思う。だから、これから書けばいいんじゃないの？　清水ちなみ？　ああ、あの本を書いた人だねっていう代表作を。いままであなたは、自分のことをほとんど書いてないいんだから、一冊は書いておかないとね。ああ、これを書くために私がいたんだな、と思う本を書けばいい。書けると思うよ。「私とは何？」と「人とは何？」を同時に探すような本を。たぶん、すごく多くの人に受け容れられる本になると思う。

私　だといいけどね。これでボケちゃってたら話にならないもんね。そうしたら口述筆記して。

旦那　だから録音してるんだよ（笑）。

私　そうか。タイトルはね、『天国への階段』っていうんだ。

旦那　元気になったら、いっぱいしゃべればいい。

私　（パソコンの）画面を見なくて済むしね。

旦那　テープレコーダーだから、そんなに負担がかからないし。

私　私、しゃべるのは得意なんだよ。そのために講演とかいっぱいやったのかもね。

旦那　うん。

たぶん、旦那は私を励ましてくれたんだろうと思います。

翌日（十二月四日）の午前中、私は杏林大学病院に行き、「手術を受けたいのですが」と脳神経外科の河合拓也先生に言いました。

チラッとカレンダーを見た河合先生は「今晩、手術しちゃいましょうか。それまでに入院手続きをしてくださいね」とおっしゃいました。

予想外に早い展開に驚いた私たちは、すぐに病院の最上階にあるレストランに行きました。当分おいしいものが食べられなくなるだろうと考えたからです。メニューは覚えていませんが、私のことですから、お腹いっぱい食べたに決まってます。

食事中に旦那が「あなたみたいに訳のわからないわがままな患者は、手術の日程を決めてもキャンセルする可能性がある。だから河合先生は、いますぐ拘束して手術しちゃおうと思ったんだよ」と笑ったことを覚えています。

夜の病院はシーンとしていました。外来の診療時間が終わっていたからです。手術室の前にある長椅子には、私と旦那のふたりだけがぽつんと座っていました。

入院手続きを終えた旦那はいったん家に戻り、パジャマ、オムツ、くし、歯ブラシや歯磨き粉などの入院に必要な用具を揃えてすべてに名前を書くなど、慌しく準備を整えてから、病室で待つ私のところに戻ってきました。

病室から手術室までは車椅子で移動しました。私は歩けるから必要ないのに、と不思議でしたが、実際には、何が起こってもおかしくない状態だったのでしょう。

車椅子に乗っていると、顔を知っているお医者さまがちらほら見えました。それからガウンに着替えて手術台に寝かされました。

麻酔薬を投与されて眠りに落ちる直前、旦那が耳元で聞きました。

「何か言っておきたいことはある？」

私は、お腹が空いたと答えました。

「ほ、ほかには！」

ほかに？

私は「歯が痛い」と言い残して、深い眠りへと入ったそうです。

旦那はロマンチックかつドラマチックな会話を期待していたようで、ずっとあとになってから散々文句を言われました。

「今生の別れになる可能性もあったのに、『子どもたちをお願いね』とか『今までありがとう、愛してるわ』とか、そんな言葉が全然なくて『お腹が空いた』とか『歯が痛い』なんてあんまりじゃない」

だって、まだ死んでないし。

手術をすることは決めたけど、死ぬつもりはないし、死ぬかもしれないとも全然思っていなかった。私はいつも一二〇％ポジティブなので、たぶん、死んでから慌てるんでしょうね。

ここで、私が受けた手術の流れを書いておきましょう。

私のくも膜下出血は硬化した脳内の動脈の一部がプクッと膨れて動脈瘤を形成し、さらに破裂して、血液が脳漿《のうしょう》（脳を満たす液体）に混ざり込んで発症しました。脳には新鮮な脳漿が常に流れ込み、古い脳漿は排水される仕組みになっていますが、脳漿に血液が混ざると排水がうまくいきません。どんどん水が入ってくるのに出ていけなければ、脳は水圧で圧迫されて様々な障害が起こります。これが水頭症です。

一刻も早く、破裂した動脈瘤をふさがなくてはなりません。

さきほども少し触れましたが、脳動脈瘤破裂によるくも膜下出血の手術は二種類あります。ひとつは開頭して動脈瘤の根元を小さなクリップでパチンと留める手術（クリッピング術）、もうひとつは血管内手術（コイル塞栓術）です。

私が受けたのはコイル塞栓術。太腿の付け根から入れたマイクロカテーテル（細い管）を脳まで延々と通していき、患部まで届くと、一センチほどのプラチナの形状記憶合金（コイル）を破裂した動脈瘤に押し込みます。カテーテルから出た瞬間、形状記憶合金はクシュッと丸まって、破裂した動脈瘤をふさぐのだそうです。

頭の手術なのに、どうして遠く離れた太腿の付け根からマイクロカテーテルを入れるのでしょうか？　不思議ですよね。

二〇一八年一月から二二年三月まで、四年以上私の担当医をつとめてくださった杏林大学医学部付属病院・脳神経外科（当時）の笹森寛生《ひろき》先生にお話をうかがったところ、マイクロカテーテルを通す動脈の入り口には、手首、ひじの内側、太腿の付け根の三つの選択肢があるとのこと。

マイクロカテーテルはできるだけまっすぐ入れた方が操作をしやすいので、脳の手術の場合は太腿の付け根から入れるというわけです。確かに、手首やひじの内側から入れて脳まで届かせようと思えば、肩や胸のあたりで大きくカーブさせないといけませんものね。ちなみに心臓手術の場合は、手首やひじの内側から入れることが多いのだとか。

腕の動脈より足の動脈のほうが太く、より太い管を使えることもメリット。太いといっても、マイクロカテーテルの直径はわずか一ミリ以下。しかも一センチ押せば一

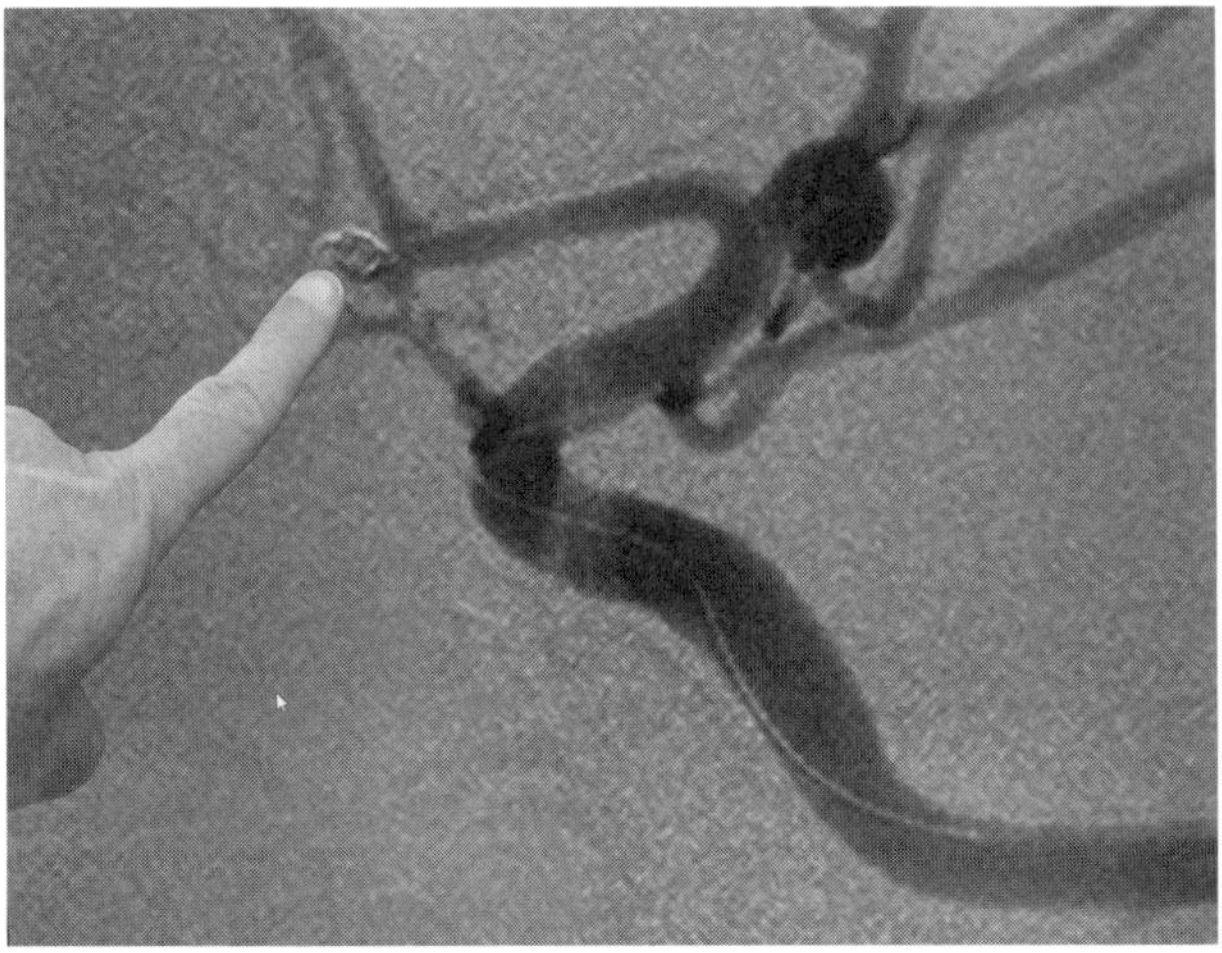

実際の脳のレントゲン画像。指で示しているところが動脈瘤。黒い太い線が動脈で、その中を通る白い線がマイクロカテーテル

センチ進んでくれるというものではなく、血管の中でたわんでしまってなかなか進まなかったり、逆に一気にドン！　と進むこともあるのだとか。緊張が何時間も続く大変な手術です。

苦心の末にカテーテルがようやく脳の動脈瘤まで届くと、管から造影剤を流してレントゲンを撮ります。画像を見ながら、先端にコイルがついたワイヤーを管に通して押し込んでいき、病変部（患部）にコイルを届け終わったら、ワイヤーを切り離します。電気を通すと切れるとか、機械式でスイッチを押すと外れるとか、いろんな種類のコイルがあるのだそうです。

コイル一本だけで患部をふさぐことは難しいので、ワイヤーを引き抜いて回収して、また別のコイルを管に通して病変部まで届けて……という作業を繰り返します。ここまで終えるのに、およそ二〜三時間ほどかかるといいます。

通常は、動脈瘤の外壁から徐々にコイルを埋めていきます。最初に外側にフレームを作って、中を埋めていくという作戦ですね。コイルの径は一ミリから二十五ミリまでと様々で、動脈瘤の大きさによって決めるのだそうです。

実際には立体（３Ｄ）である動脈や管を平面（２Ｄ）のレントゲン写真を見ながらちょっとずつコイルを押し込んでいくなんて、外科の先生ってものすごく器用なんですね。つい力が入りすぎてワイヤーがマイクロカテーテルを突き破ったりすることはないのでしょうか？　笹森先生に聞いてみましょう。

「動脈瘤治療の際は一面ではなく、二面のモニターを使って、二方向から通し画像を見て、血管走行や動脈瘤を確認しながら行います。治療に使うコイルやマイクロカテーテルは非常に柔らかいので、強い力をかけない限りは血管や動脈瘤を突き破ることはありません。適切なサイズと形状のコイルであれば当たってもうまく跳ね返りますね。そのくらい柔軟性が高いんです」

当時のカルテを確認していただいたところ、私の動脈瘤の大きさは奥行が二・六ミリで横軸が一・九ミリ。動脈瘤としては、とても小さいサイズなのだそうです。あんなに頭が痛かったのに！

笹森先生、動脈瘤は通常、どのくらいのサイズなんですか？

「動脈瘤が五ミリを超えてくると、僕らはそわそわします。七ミリを超えるとゾワゾワします。もし人間ドックで清水さんのサイズの瘤が見つかっても、経過観察にする脳外科医が多いと思います。清水さんの動脈瘤のあった場所は、ほかの場所と比べると破裂率が高いところではありますが、それでも二・六ミリという大きさで形が歪《いびつ》じゃなければ、普通は経過観察ですね。このサイズの瘤が破裂してしまうのは珍しいことです」

私はレアなケースだったんですね！

笹森先生は、当時の私のレントゲン写真やMRI画像やカルテを見ながら、いろいろ解説してくださいました。私のMRI画像の脳の中央には黒い空洞が見えますが、ここに髄液が溜まって水頭症を起こしていました。

重篤な水頭症になって慢性的に頭に水が溜まり続ける場合、体内で頭とお腹を管でつないで髄液をお腹に移動させて吸収させます。脳と脊髄はつながっていることから、背中からお腹に管を通して、髄液をお腹に逃すこともあるのだとか。

なぜ髄液を体外に出さず、お腹に吸収させるのかといえば、頭というのはバイ菌が一匹もいない場所なので、バイ菌が存在する外界につながっている管を長く頭から出しておきたくないから。人間の身体も、お医者さまも凄いですね。

私の場合、水頭症はひどいことにはならなかったのですが、髄液に血液が混ざったことで脳血管攣縮が起こり、くも膜下出血とはまったく別の箇所で脳梗塞になってしまいました。

「清水さんの場合、非常に太い血管が攣縮を起こした。攣縮の影響を受けて、言語に関わる領域が広範囲で脳梗塞になった。脳梗塞のサイズが大きくても、メインで機能していない場所であれば、重篤な症状が出ないこともあるし、無症状ということさえあるんです。ですが、清水さんの場合、言葉は悪いんですけど、『ここが攣縮を起こすと一番嫌だな』と医師が思う左の側頭葉や頭頂葉への栄養血管がギュッと縮んで、脳梗塞になってしまった」（笹森寛生先生）

おお〜、恐ろしいですね。こうして私は左脳の四分の一が壊死《えし》して、言葉を失ったわけですが、当の本人はまだそんな大事《おおごと》になっているとも知らずに、昏々《こんこん》と眠り続けていました。

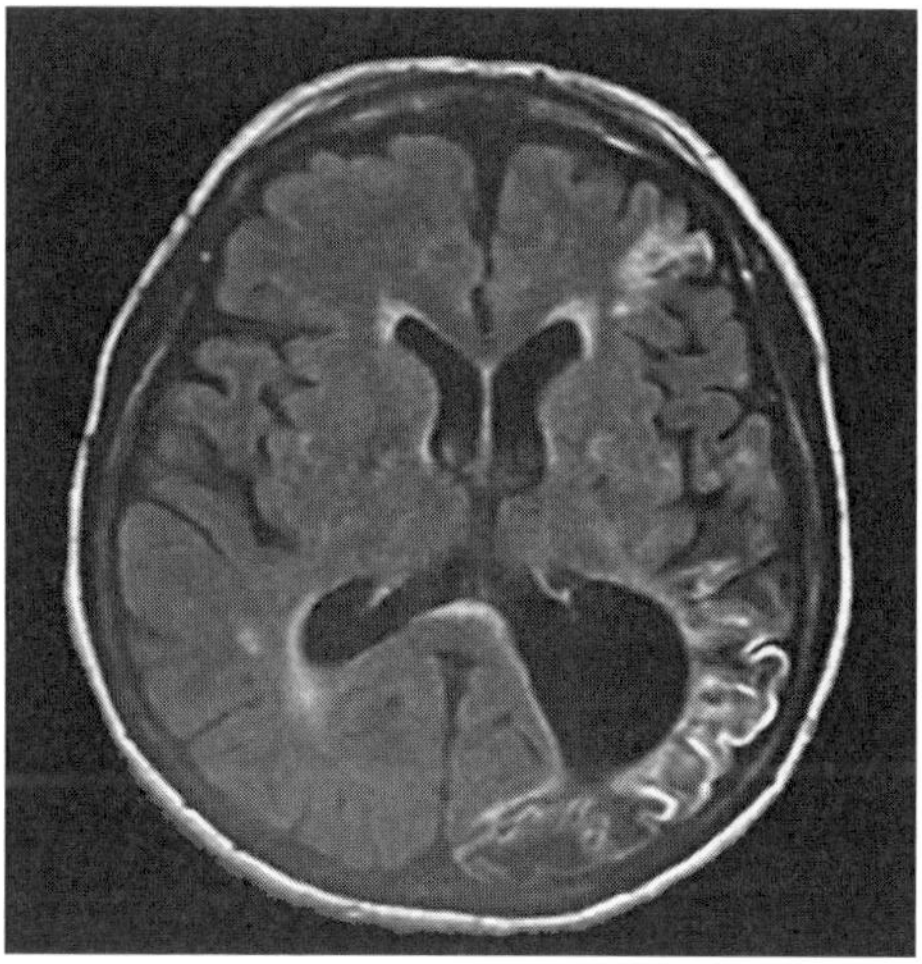
実際の脳のＭＲＩ画像。中央に黒い空洞が……

第二章　集中治療室

「お母さん」と「わかんない」しか話せない

手術を終えた私は、集中治療室（ＩＣＵ）で三日間眠っていました。

旦那の日記には次のように書かれています。

《十二月五日（土）　昨晩の手術は、開頭手術ではなく、コイル塞栓術で行われた。プラチナの細い線を患部に押し込んで止血するというもの。大腿部から大動脈を経由して脳まで届かせるというから凄い。とりあえず手術は無事に終わったが、今朝病院に行くと、脳梗塞が手術箇所とは別のところで広がっているとのこと。不安。寝たきりだの痴呆だの死亡だのという言葉が頭に浮かぶ。子どもたちにはとても説明できず、必死に持ちこたえる。》

《十二月六日（日）　朝、杏林大学病院のＩＣＵを訪ねる。脳を休めるために、鎮静剤を使ってしばらく眠らせておくそうだ。すべてをシャットアウトして仕事をする。》

《十二月七日（月）　さらに強い薬を投与することへの同意書にサイン。絶望的な気分。》

丸三日間、昏々と眠り続けた私はずっと夢を見ていました。イヤな夢ばかりだったので、いまも覚えています。

長い長い夢。最初の夢で、私は私立高校の教員でした（父が教師だったので、そういう夢を見たのかもしれません）。宝塚のように規律が厳しく、階段の上り方や下り方にも決まりがあり、先生や先輩とすれ違う時には深々と頭を下げなくてはなりません。私は何の取り柄もない平凡な教員でしたが、ある日、理事長に呼ばれていきなり、「お前はクビだ！」と宣告されました。次の瞬間、何人もの教員が次々に私に飛び掛かり、羽交い締めにされた私は、水を浴びせられて失神してしまいました。

次の夢の舞台は白い部屋。患者の私は白いベッドで寝かされています。看護師さんがひとりいて、たまにお医者さまもやってきます。寝ているだけなのでラクチンだと思っていたのですが、注射をされたり、口を開けさせられたりと、治療なのかいじめなのかわからないことを散々されました。

最後の夢は地下の部屋です。看護師さんから「この注射が終われば退院できます」と言われました。「良かった、これで終わりだ！」と晴れ晴れとした気持ちになりましたが、看護師さんの注射が全然終わりません。ずーっと注射をしているうちに、なんと自分が膨らんでいることに気がつきました。

いつのまにか舞台の隅にいる私はどんどん膨らんでいきます。見れば周囲の人たちも私と同じように膨らんでいて、まるで熱気球のようにたくさん浮いています。

「もしかすると、これが墓場なのかもしれない。私はバランスボールみたいに膨らんで死んでいくのか！」とゾッとしました。

するといきなりドアが開き、看護師さんが入ってきて、私の載っているストレッチャーごとダッシュで部屋から脱出。私の身体はみるみるしぼんでいきました――。

目が覚めると旦那がいました。

手術当日から四日後の朝、集中治療室にお見舞いにきてくれた旦那は、私と目が合った時のことを日記に書き残しています。

《十二月八日（火）　脳を休めるために使っていた鎮静剤を止めたので、見舞いに行くとすでに目を覚ましていた。左脳の四分の一が死んでいて、言語中枢その他に障害が出ることは覚悟していた。だが、彼女を見てすぐにわかった。私のことを認識している！　私はうれしくて泣いた。私の涙を見て、彼女も泣いた。》

おおっ、これは現実だ。

私は呼吸状態を管理するために気管挿管、つまり人工呼吸器のパイプを突っ込まれていてしゃべれないし、集中治療室の中にいるのに、何やらビニールのようなもので囲まれていました。これは夢ではない！　でも、なぜか旦那の目は四つになっていました。単に私の目のピントが合わなかっただけですが。

私が三日間寝ている間、旦那は大忙しでした。

当時、子どもはまだ中学一年生と小学二年生だったので、旦那は仕事の合間に炊事も洗濯も掃除もすべてひとりでやり、子どもを学校へ行かせて、私のお見舞いにも毎日行かなくてはいけません。さぞかし大変だったことでしょう。

中一のコウスケは放課後に友達と遊ぶのを断って、小二の妹の学校までお迎えに行ってくれたそうです。子どもたちも協力してくれていたんですね。

チヒロにとって、兄のお迎えの記憶は強く残っているようで、先日、こんなことを語ってくれました。

「お兄ちゃんが自転車で迎えにきてくれたんだけど、家に帰る時は自分だけ自転車に乗って、『おまえは走れ！　ランドセルは持ってやるから』って言われて私だけ走らされたんだよ。普通は、自転車を引いて一緒に歩いていくじゃん！　でもそのあと、『よく頑張ったな！』ってコンビニでジュースやお菓子を買ってもらった。おもしろかったなあ」

当時の記録（「治療―検査―病状説明紙」）を見ると、私の症状は「くも膜下出血、脳動脈瘤破裂、コイル塞栓術後脳血管攣縮《れんしゅく》」とあります。脳内の太い血管が攣縮して脳梗塞を起こしたことで、左脳の四分の一が損傷。言語と右手の機能に大きな障害が出てしまいました。

旦那の日記にはこう書いてあります。

《十二月十日（木）　ＩＣＵへ。ちなみは人工呼吸器を外したのでしゃべれるようになったが、出てくる言葉は「お母さん」と「わかんない」の二語のみ。それでも不思議なことに話が弾み、重症患者ばかりのＩＣＵでふたりでゲラゲラ笑ってしまう。右足は動かせるが、右手は難しいようだ。》

《十二月十三日（日）　ちなみが私の言うことをある程度理解していることは間違いない。口に出すことができないだけだ。脳とは不思議なもので「えーとね」「ちょっと待って」「昨日」と言えるようになった。語彙《ごい》が増えているのだ。》

十二月十五日に旦那が旧知の岸田秀先生（『ものぐさ精神分析』の著者。脳梗塞で開頭手術した経験あり）に出したメールが残っていました。

《手術は神業のようにうまくいったのですが、手術箇所とはまったく別のところが脳梗塞になり、左脳の四分の一がダメージをうけてしまいました。右半身（特に右手）

と言語に障害が残っています。

集中治療室に毎日面会に出かけていますが、私が自分を指さして「この人は誰？」とやると、彼女は「お母さん」と言います。昨日の段階で、語彙は「あのさ」「えーとね」「お母さん」「わかんない」「きのう」くらいです。

しかし、その一方で彼女の表情や反応を見ると、私の話をほぼ完全に理解できているように感じます。コンピュータにたとえると、CPU（中央演算処理装置）は動いているけど、ハードディスクの辞書機能が壊れていてモニターに言葉を表示することができず、デフォルトの「お母さん」「わかんない」だけを繰り返しているような状態です。脳の不思議を改めて思い知りました。

もっと不思議なのは、何を言っているのか全然わからない彼女との会話が、実におもしろいことです。集中治療室で、私ほど笑っている面会者は皆無でしょう。会話というのは、内容でするものではないのですね。まったく驚きました。》

手術から十二日が経過した十二月十六日、旦那はなんと集中治療室にテープレコーダーを持ち込みました。こっそり録音した私と旦那の会話をご紹介しましょう。

旦那　元気そうだね。顔色もよくてよかったじゃない。

私　うん。
旦那　私が言っていること、わかる？
私　うん。
旦那　（自分を指さして）この人は誰でしょう？
私　わかんないから。
旦那　わかんない？
私　お母さんはわかんないの。
旦那　相変わらずわかんないねえ（笑）。私が言ってることはわかってるんでしょ？
私　そう。
旦那　でも、言葉に出ないのね。
私　そうそう。
旦那　看護師さんに「靴を持ってきて下さい」って言われたから持ってきたよ。もうすぐ歩くリハビリが始まるんじゃないのかな。
私　うーん。
旦那　（私につながってる）機械のモニターには、いままでとは違うものが映ってるね。何だろう？　アラームがついてる。大丈夫かな。

私　大丈夫だよ。
旦那　おっ、「大丈夫だよ」が出てきたね。やったね！　ちょっとずつね。
私　お母さん。
旦那　ん？　これ？　テープレコーダー。あなたの声が入る。訳わかんないことを言ってるのを録音しておく（笑）。
私　うわーっ。
旦那　「お母さんはわかんないの」とか言ってるところを（笑）。
私　わかんないよ。お母さんはわからないのよー。
旦那　声は昨日の方が出ていた気がするね。最初の頃はめちゃ小さかったけど、喉に管を入れたりいろいろしてたから、声が出にくいかもね。ああ、まだ舌が白い。いろいろ薬とか飲んでるからかな。目はきれいよ。
私　わかんない。お母さんわかんないからさ、こう、ええと、わかんないから、コウワンなんだよ。
旦那　アハハハ。前みたいに「もうイヤだ！」って感じがないじゃない。ちょっとは大人になったんじゃないの？（笑）
私　もうさ、もう、わかんないからさー。何だかわかんないわけ。かわぐさんに。

旦那　看護婦さん？
私　うん。
旦那　看護婦さんには何を言ってもわからないんだね（笑）。
私　うん。
旦那　そっか。でも、看護婦さんが悪いわけじゃないよ。問題はあなたにある（笑）。
私　うふふふ。
旦那　何言ってもわかってもらえなくて、イヤになっちゃったなあって感じ？
私　うん。
旦那　私が言ってることをあなたが理解してるのは伝わってくるんだけど、あなたが言ってることがまわりの人には理解できないのよ。まだもうちょっと時間がかかる。あなたはおしゃべりで、聞いてもらうことが大好きだから、不満な気持ちはよくわかるよ。でも、不満な時に「不満だ！」って顔をするからおもしろいね。
私　（うなずく）
旦那　あっ、うなずいてるね。大丈夫、だんだんわかるようになるから。こうやってゲラゲラ笑っていれば大丈夫よ。笑ってるうちに、脳味噌のいろんなところが頑張ってくれて、だんだんみんなに話が通じるようになるから。それまで休んでいればいいのよ。子どもたちに何か伝言はある？

私　お母さんは、その、お母さんは、その、学校の……。

旦那　あっ、学校。うん、すごいじゃない。

私　コウサンが。

旦那　コウサン？　うーん、コウサンか……。

私　うん。

旦那　コウサンって何？

私　うーん、わかんないんだ。

旦那　わかんないんだ。

私　何だっけ？

旦那　「何だっけ」って、初めて言ったね。すごいじゃない！　「お母さん」と「わかんない」のほかに、「大丈夫だよ」とか「何だっけ」とか言えるようになってきたね。

私　うん。でも、お母さんがお母さんはわかんないでしょ。

旦那　うーん。何だろう？

私　わかんないからさー。そのー、コウサンは、コウサンは、うんとー、わかんないからねえ。

旦那　コウサンって何？

私　ええと、お母さんはわからないからお母さんわかんないもんね。

旦那　何を言ってるのか全然わからない（笑）。

私　わかんないでしょ。

こんなに全然しゃべれなかったんですねえ。「コウサン」はたぶん、学校の先生と言いたかったんでしょう。

私がいた集中治療室（ＩＣＵ）は小学校のクラス二つ分くらいの大きさで、多くのベッドが並んでいました。天井はやや高めですが、ベッドのひとつひとつに、人工呼吸器やら、点滴やら、血圧や酸素の量や脈拍を測定する機械やら、尿を導引する器具やらがたくさん置かれていて、どの機械も二十四時間動いています。

ＩＣＵで寝ている患者たちは、当たり前ですが、私も含めて元気がない（笑）。みんなボーッとしています。面会の時だけはカーテンを閉めますが、ふだんは開けっぱなし。プライバシーどころではありません。

朝の歯磨きが終わると（右手がうまく動かせないので左手でやりました）、もう私にはすることがありません。歯磨きだけが一日の楽しみです。声は出せますが、お腹も減らないし、トイレにも行きません。ベッドの上には点滴の袋が吊り下げられていて、栄養や水分はそこから摂っているのでしょう。視界がぶれて物は二重に見えます。結局、身体を休めるためにボーッとしてるしかないんですね。ひたすら寝て過ごしました。

ある時、ふと黄色と黒のヘアブラシが目に留まりました。

「これには見覚えがある。私のだ！」

左脳を大きく損傷した私は、かなりのことがわからなくなっていました。自分が自分であることはわかる。でも自分の名前も、数字も、時計も、言葉も、常識もわからない。少し前まではふたりの子どもを育てながら、大量の原稿を書いていた私が、ほとんど赤ちゃんのような状態になっていました。

でも、面会にきてくれた旦那の顔は覚えていたし（目は四つに見えましたが）、ヘアブラシが自分のものであることもわかりました。私の中には、過去の記憶が残されているということです。自分を見つけたようで、ちょっと感動しました。

さらにパジャマのズボンのゴムの内側に「ニコニコマーク」を発見！　これも記憶があります。

というのも……十年以上前、旦那が海外出張のための支度をしていた時、私がいたずらを仕掛けたことがありました。マジックで旦那の海パンの裏に「ニコニコマーク」を書いておいたんです。いざ泳ごうと思った時、海パンにニコニコマークを発見したら、旦那はどんな顔をするんだろう？　想像すると笑ってしまいます。海外出張から帰ってきた旦那は、早速私を問いつめました。

「水着にニコニコマークを書いたでしょ！」

しらばっくれた私。

「ううん」

「あなたじゃなかったら誰が書くのよ、わははははは」

入院患者はパジャマやタオル、歯ブラシに至るまで、身の回りのものすべてに名前を書きます。十年前のエピソードを思い出した旦那が、ズボンのゴムのところに大きなニコニコマークを書いてくれていたのです。

そんな感じで、患者たちはボーッと過ごしていますが、看護師さんたちは全員、忙しく働いています。

私のささやかな楽しみは、検査に行く時にキャスター付きのベッドに寝たままエレベーターで移動すること。なかなかスペクタクルで気に入っていました。

髪を洗ってもらったこともありました。いつもの病室、いつものベッドで、カーテンを閉めてシャンプーです。看護師さんってすごい！　たとえようもなく気持ちよかったことを覚えています。

そんなある日、知らない女の人が私のベッドにやってきました。何かを言ったのですが私にはわかりません。そして突然、ゼリーを口に入れてくれました。

「誰？　何をくれたの？　おいしい！　とりあえずありがとう！」といった感じで、私には訳がわかりませんでしたが、じつはその女性は言語聴覚士の先生だったのです。ちなみに、私の脳内にはまだゼリーという単語は存在しません。

翌日、また同じ女性が登場して、別室で面会してようやく「この人が私の先生なんだ！」と理解しました。

この「ゼリー事件」は、久しぶりに物を食べたことや味がおいしかったこともあって、私の記憶には衝撃的な事件として刻まれています。長い間「あの時、どうしてゼリーをくれたんだろう？」という疑問がずっと頭の中に残っていたのですが、本書を書くにあたり、杏林大学病院の言語聴覚士、菊地花先生からお話をうかがって氷解しました。

「記録を見ると、清水さんはゼリーの認識の障害もあったようなので、おそらく最初のうちは食べることも難しかったと思います。我々言語聴覚士は嚥下《えんげ》障害のリハビリも行うので、言語のリハビリを始める以前に、まずは飲み込みの評価をするんですね」

なるほど！　私がゼリーを飲み込めるかどうかをテストしたのか。市販のゼリーではなく、誤嚥《ごえん》しにくい専用のゼリーを使うのだそうです。

「点滴から食事に変える際に、急にご飯を出すのではなく、まずはお水を飲む時にむせないかな？　ゼリーを入れてもしっかり口を閉じて嚙めるかな？　などということを確認してから、こういうタイプのお食事から始めましょう、ということを決めていきます」（菊地花先生）

ずっと気になっていたゼリーの謎が解明されて、私はミステリーの伏線が回収されたような、スッキリした気持ちになりました。

私がＩＣＵを出て一般病棟に移ったのは、手術から二週間が過ぎた十二月十八日のことでした。

第三章　一般病棟

子どもたちのお見舞い

一般病棟に移った私がまず入ったのは、ナースステーションの中に置かれたベッドでした。まだ目が離せない、という判断なのでしょう。夜になるとナースコールが鳴りっぱなしで全然眠れません。

翌日、ナースステーションの目の前にある四人部屋に移ると、旦那が小学校二年生の娘と中学校一年生の息子を連れてお見舞いにきてくれました。旦那は日記にこう書いています。

《十二月十九日（土）　コウスケとチヒロを連れて杏林大学病院へ。母親に会うのは二週間ぶり。言葉の出ない母親を見て、コウスケは涙を浮かべていた。それでも、ちなみが子どもたちをしっかりと認識できているのがわかった。》

たった二週間！　私はもっとずっと長く会えなかったような気がしました。子どもたちは以前と少しも変わらず、本当に可愛い。私はちょっと安心しました。

お見舞いの前夜、旦那は子どもたちと三人で炬燵に入り、初めて私が失語症になったことを伝えたそうです。
先日、この時のことを、子どもたちに聞いてみました。

コウスケ　お父さんから、お母さんの失語症はかなり深刻だと伝えられた。「お母さんが何を言っているのかわからなくて、君たちはショックを受けるだろうけど、悲しそうな顔をせずに、普通に話してあげてほしい」みたいなことを言われたんじゃないかな。

チヒロ　「もう元には戻らないかもしれない。強い薬を大量に入れているから、お母さんが生きていられるのは、長くて二十年くらいだろう」とも聞いたな。お母さんとの付き合いが短い私より、お父さんやお兄ちゃんのほうが愕然としてたと思う。

コウスケ　お父さんが集中治療室でお母さんと初めて面会した時に、お父さんが「俺のことをちゃんと認識していたのがわかって、すごく安心した」って泣いたと聞いた。だからお母さんは俺らのこともわかるはずだと思った。

旦那　実際にお母さんと面会してどうだった?

コウスケ　病院に行く直前にも、あらかじめお父さんから「悲しそうな顔は見せるなよ」と念を押された。でも実際に会ってみると、お母さんがニコニコしていたから、悲壮感はなかった。「お母さん」と「わかんない」を連発してたけど（笑）。

旦那　あれから十年以上が経って大人になってみると、あの時のお母さんの明るさは異常だったと思わない？

コウスケ　異常だよね。普通はありえない。自分のしゃべっていることが相手に伝わらないという絶望感が、お母さんの中には一切なかったから。我々凡人には理解できないよ（笑）。

旦那　ちなみちゃん、あなたは平気だったの？　自分の思いが他人に一切伝わらないことに絶望しなかった？

私　絶望なんて全然しない（笑）。しょうがないじゃない。

旦那　コウスケはどう思った？　お母さんがポジティブで明るいから、自分も暗くはならなかった？

コウスケ　本人が悲しそうじゃないから、病室にいた時はそんなに悲しい気持ちにはならなかったけど、部屋を出るとやっぱりね。お母さんがこんなになっちゃったって、メンタルがやられたと思うよ。お父さんは、三人で頑張ろうって言ったよね。お母さんが家にいないから、洗濯だったりお布団の上げ下げだったりお風呂の掃除だったり、家事分担をみんなで協力してやろうって話をしたことはよく覚えてる。

旦那は「あなたが入院している時の子どもたちは本当にえらかった。愚痴をこぼすこともなく、寂しがってメソメソすることもなくて本当に助かった」と言います。旦那は心配性で、先回りしていろいろ考えてしまうタイプなので、私が手術後三日間、脳を休めるために鎮静剤で眠っていた時は、ハラハラドキドキしていたはず。子どもたちは心に余裕のない父親を見て、「いま、何を言ってもしょうがない。頑張れお父さん」と応援していたのでしょう。

一般病棟に移ってから、和裁教室で知り合った加藤さんもお見舞いに来てくれました。その時の様子を、のちに加藤さんはこう語ってくれました。

「初めてのお見舞いに行った時も、言葉は出てこないけど、あっけらかんとしてるの。やたらと明るいんですよ。興奮状態というよりも、ただ明るくて。私のほうが涙を流して、手を握って『生きてるね？　大丈夫ね？』と言ったことを覚えてます。前向きだから大丈夫だろうな、と思ったけど、でも逆に明るすぎるのがちょっと心配でした。

二回目のお見舞いに行った時には、ちょうどコウスケくんがいたので、一緒にバスに乗って帰ったら、コウスケくんがボロボロ泣き出して。『お母さんはお父さんの言うことを全然聞かないから、加藤さん頼みます』って」

子どもを泣かせてはいけませんね。申し訳ないことをしました。

まもなく私は、おかゆを食べさせてもらいました。集中治療室では流動食さえ食べられなかったので、心底おいしいおかゆでした。栄養を点滴ではなく、口から摂れるようになると、私はどんどん元気になっていきました。

リハビリテーションも始まりました。

リハビリは三分野に分かれているのですが、私は言語聴覚士（失語症、発声や聴覚など言語のトレーニング担当）と、作業療法士（家事、食事、移動など日常生活のトレーニング担当）、理学療法士（手足や体幹などの基本動作能力の回復や維持のトレーニング担当）のすべての先生にお世話になりました。

ただし、杏林大学病院内でリハビリができるのは一カ月少々。一月中には、リハビリテーション病院に移らなくてはなりません。リハビリテーション病院の入院期間も九十日以内と決められています。期間限定で可能な限りのリハビリをこなし、日常へと戻っていくのです。

左脳の四分の一を失った私は、失語症ばかりでなく、右目の視野が大きく欠けて、右足もうまく動かせません。右手はずっと震えていて、指を曲げることも難しく、いつも伸びている状態なので、当然握力もゼロでした。腕を頭上に伸ばすことはまったくできず、部屋にあるテレビの映像はダブって見えるし、他人の目は四つに見える。こんな状態が半年ぐらい続きました。

この頃の私の心境は、「あれまー」です。

とはいえ、右足の障害が比較的軽く、車椅子を使わずに歩くことができたのは幸運でした。ただ、ものが二重に見えるので、最初のうちはかなり怖かったことを覚えています。

右足の感覚が乏しいので右のスリッパだけがすぐにどこかへ行っちゃうし、視野が大きく欠けているので、歩いているといきなり何かにガンとぶつかる。

毎朝きてくれる看護師さんは、体温や血圧をチェックするとともに、髪が長い患者の髪の毛をゴムで縛ってくれます。身体が硬くなってしまった患者にとって、腕を後頭部に回して髪の毛を縛るという動作はとても難しいのです。私の場合、ゴムで自分の髪が縛れるようになるまでには、数年かかりました。

手術と入院は身体を硬くするのでしょう。しばらく身体を動かせなかった私には、関節の変形や筋力低下など、さまざまな不具合が起こっていました。

入院患者は、死ぬか生きるかの瀬戸際なので、髪型のことは後回し。髪の毛はどんどん伸びて、白髪染めもしないので、病棟の患者さんたちの髪は白黒、こげ茶、赤茶、オリーブ、紫色のグラデーションなどカラフルです。

言語聴覚士の先生によるリハビリについてご紹介しましょう。

最初にやったのはペーパーテストです。鉛筆を渡されて、「答えを紙に書いてください」と言われたのですが、答えを書く以前に、当時の私の右手の握力はゼロだったので、左手で鉛筆を持つ練習から始めました。この頃のことは、じつはよく覚えていません。ほとんど赤ちゃんからの出発だったので、世界を把握すること自体が難しかったのでしょう。

簡単な国語や算数が出てくるテストもいくつか受けました。たぶん、標準失語症検査（SLTA）だったはずです。

その後、私はいくつかの病院で、テストを四回か五回受けましたが、内容はすべて同じ。言語聴覚士の先生が代わっても、テストの結果を見れば、患者の回復がどれくらい進んでいるかがわかるようになっているのですね。

テストでは聴く力、話す力、読む力、書く力、計算する力が評価されるのですが、私が最初に受けたテストの結果は散々でした。絵を見て「これは何ですか?」という質問に対して、私はひとつも正解できませんでした。

言語聴覚士の先生は、私に正しい答えを教えてくれません。たとえ教えてくれても、当時の私に理解することは難しかったでしょう。

先生に「あなた、こんなんじゃどうするの？」と言われたことは、とてもよく覚えています。きっと唖然としたんでしょうね、テストの結果があまりにも悪かったから。でも私からすれば、話せなくても心の中には言いたいことがある訳です。たとえば私が「お母さんはわかんないからお母さんでお母さん」と話している時には「何日もお風呂に入っていないから入りたい」と言いたいのです。でも、当然ながら先生には私の言いたいことはまったく伝わらず、私も心の中で「わからないだろうなあ」と思うだけ。

「失語症は、言葉がわからない国にいきなり放り出されたようなものだ」とよく聞きます。聞き取れない。話せない。相手の言ったことを繰り返せない。自分の名前を言えない。説明ができない。計算ができない。患者の症状はひとりひとり違っていて、まったく同じ人はひとりもいません。

言語聴覚士の菊地花先生は、こうおっしゃっていました。

「私は当時の担当ではなかったのですが、清水さんの脳のＭＲＩ画像を見る限り、これはなかなか大変だっただろうな、と思います。脳を横から見た時に、後ろ側にある側頭葉から頭頂葉、後頭葉あたりは言語の理解や読み書きに、とても大事な中枢が集まっている場所なので、このあたりが損傷すると、いろんな言語症状が出てしまいます。視野も欠けていたでしょうし、四肢の麻痺も出て、失語症も重かったはず。私たちは〝失行〟と呼んでいるのですが、使い慣れた物の使い方がわからなくなるという症状など他の認知機能の症状も重かったでしょうね。たとえば、お箸を持っても、どう使えばいいのかわからなかったり。言語聴覚士は、言語以外にも視覚認知の機能を見るために『ここに描かれている図形と同じものを描き写して下さい』という課題を出すことがありますが、当時の清水さんにはおそらく『描き写す』という言葉自体が理解できず、何をすればいいのかもわからなかったのではないかと思います。

記録を見ると、六つの絵がある中から『猫はどれですか？』と聞いて正しい絵を選んでいただく問題があったのですが、清水さんは十問中、三問しか答えられていません。失語症の症状はかなり重篤だったと思います」

四人部屋に移ってからも、夜の試練は続いていました。消灯時間になると仕切りのカーテンを閉めて就寝するのですが、私のいる四人部屋だけはナースコールの呼び出し音が鳴りっぱなし。看護師さんがなかなかこないので、うるさくて眠れないのです。たまに看護師さんがきても、帰ればまたすぐにナースコール。同室の患者さんがしょっちゅうナースコールを鳴らして大声で呼ぶのです。

「○○さーん、二百円あげるからきてー」

周囲は脳に障害を持つ患者さんばかりだからしかたがないと、私はずっとおとなしくしていましたが、ついに我慢できなくなり、深夜、ナースステーションに行って窮状を訴えようと決意しました。ところが部屋を一歩出ると、廊下には男性患者が大きな声で喚《わめ》きながらウロウロしています。私は呆然となり、自分のベッドに戻りました。

「脳神経外科の看護師さんやお医者さまは大変だな」と思いましたが、私自身も普通じゃなかった。旦那の日記によれば、当時の私は「この病院はご飯をくれない！」と散々文句を言っていたそうです。病院が食事を出さないはずはないので、記憶が飛んでいたのでしょう。なんと恐ろしい。

旦那がお見舞いにくるたびに「うるさくて眠れない」と訴えたのですが、当時の私は何でも「お母さん」か「わかんない」に変換しちゃうので、言いたいことがなかなか伝わりません。ようやく旦那が理解してくれて、ナースステーションからちょっと離れた部屋に変えてもらうまでには、一週間ぐらいかかりました。

病院のベッドにはキャスターがついているので、ベッドに横になったまま部屋を移ることができました。移ったのは同じ四人部屋ですが、ナースステーションの呼び出し音が全然聞こえません。なんて快適なんでしょう！　その静寂さといったら、工事現場の作業員や重機の運転手から、いきなりリゾートのお客さんに変身したみたいで、私は舞い上がってしまいました。

クリスマスの頃には普通に歩けるようになりました。トイレにもひとりで行けます。十二月二十六日には、何度かテレビで共演して仲よくなったマラソン解説者の増田明美さんがお見舞いにきてくれました。有名人の来訪に周囲がざわつきます。

十二月二十七日には、なんと一時帰宅することができました。三日間滞在して問題がなければ、そのまま自宅で年を越せると聞いてワクワクしました。

旦那の運転で家に帰る車中、寒くて暖房をかけたかったのですが、赤いランプと水色のランプ、どっちが暖房かがわかりません。そもそも「色」がわからない。「暖房ってこっち？」と聞きたかったのですが、口から出た言葉はまたしても「お母さんでわかんない」。結局、寒いまま自宅に着いてしまいました。

一時帰宅した際に、記録魔の旦那が私にインタビューした録音が残っています。十一日前の録音に比べると、語彙がほんの少し増えていることがわかります。

旦那　年が明けたらリハビリテーション病院に転院することになるはずですが、今日は、ちなみちゃんがどこまで話せるようになったかを録音してみたいと思います。
私　お母さんがお仕事を。
旦那　いま、お仕事って言ったね。
私　違う。
旦那　お仕事じゃない？
私　うん。
旦那　うーん、何だろう？　頭の中に浮かんでいる言葉が、実際に口から出てくる時には違う言葉に変換されちゃってるんだね。
私　うん。
旦那　「お母さん」と「わかんない」以外に「お手紙」もよく言うよね。リハビリの話？
私　うーん、そうそう。お母さんの、じゃーいんの。違うね。えっとー、にほんをね、難しいんだ。
旦那　リハビリの話？
私　うん。かんざんなせひとの。
旦那　簡単な計算とか？
私　そう。お母さんの昔のこてんぜんの、お母さんの難しいの。

旦那　簡単な計算問題なのに、あなたには難しくてなかなかできないってことかな？
私　そそそそ。せがさわね。おつがみがね、難しいんだよ。あのう、違うお手紙をね、難しいの。
旦那　何か問題が出て、一生懸命やるんだけど、難しくてできないってことかな？
私　そそそ。違う難しいのは、難しいんだよ。それで、全然ね、違うんだよ。
旦那　だんだんできるようになるよ。左脳の四分の一がやられちゃってるんだから、時間がかかるのはしょうがない。
私　チヒロがさ。
旦那　チヒロ？
私　チヒロ。うん。で、コウスケがさ。
旦那　コウスケ？　すごいじゃない。チヒロとかコウスケとか言えるようになって。どうして私の名前が言えないかなあ。ハハハ。
私　うふふふふ。
旦那　でも、少しずつ戻ってきたね。リハビリ病院に移ったら、きっと朝から晩まで訓練だよ。
私　そうなの？

旦那　だってリハビリ病院だもん。歩く練習も改めてすると思うよ。この前見学に行ったんだけど、線路みたいな絵が廊下に描いてあって、後ろ向きに歩く訓練をしていた。脳にいいんじゃないのかな。
私　みがからおそう、おさがす。
旦那　難しそう？
私　うん。
旦那　やらないわけにはいかないでしょ。いろいろできるように練習しないと。
私　まだ、ほら、いったいさいだから。
旦那　まだ病気になったばかりだから、当分病人でいいって？　アハハハ。ご飯くらい作ってあげるけど、あなたがつまらないでしょ。「お母さん」と「わかんない」と「お手紙」と「ガンなの？」ばっかりじゃ。
私　やだな。
旦那　やだな、じゃなくて（笑）。
私　でも、ここにまだぶつかるんだよ。
旦那　まだ見えない？
私　全然（見えない）。

旦那　どっちの目が見えないの？

私　こっち。

旦那　右目は見えるけど、左目のピントが合わないんだね。

私　うんうん。

旦那　左目は左脳だもんね。左目の近くにある脳がやられたのよ。

私　うん。

旦那　目は脳の一部だから。神経が首のうしろあたりでクロスして、左脳の情報が右半身に行く。あなたは左脳がやられたから、左目と右手と、あと右足もちょっと不自由になったわけ。

私　へえーっ。

旦那　おもしろいね。いまの話はわかる？

私　うん。

旦那　最近、あなたの口から出てくる語彙がどんどん増えているのは素晴らしいね。でもまだ、頭の中にある単語と、実際に口から出てくる単語がほとんど一致してない。あんまり考えないでしゃべってると、コウスケとかチヒロとかがポロッと出てくるけど、「おっ、すごいじゃん、もう一回言ってみて」と俺に言われても出てこない。そこらへんがおもしろい。脳を使う箇所が違うんだろうね。
じゃあちょっとインタビューしましょう。いま、あなたの目の前でしゃべってることの人は誰ですか?

私　おせいさん。

旦那　おせいさんじゃないよ(笑)。

私　おねえさん。

旦那　おねえさんでもない。

私　うーんと、違うもの。

旦那　ハハハ。違うものっていうのはいいね。

語彙はどんどん増えていますが、私の話はますます訳がわからなくなっていますね。でも、旦那の理解力が凄い。長年連れ添った夫婦だからでしょうね。

この頃になると、私は、相手が何を言っているかを大体理解できるようになりました。頭には言葉も浮かんでいます。でも、実際に口から出てくる言葉が全然違うので、意思疎通が難しいのです。

そして迎えた二〇一〇年のお正月。旦那の両親が「子どもたちに楽しいことをさせてあげたい」と熱海旅行に誘ってくれて、子どもたちは出かけて行きました。

とてもありがたかったのですが、小田原駅のホームで娘のチヒロは「行きたくない、電車に乗りたくない」とぐずったそうです。

先日、当時のことを、社会人になった息子と大学生になった娘と旦那、家族で話しました。

旦那　お母さんの入院中、君たちが俺に対していろいろ言ってこなくて本当に助かったという記憶がすごくあるんだけど、お父さんがいっぱいいっぱいだったから、何を言ってもムダだと思ったのかな？（笑）

コウスケ　お父さんがキャパオーバーだったのは一目瞭然だったから、俺たちだって何も言えないよね（笑）。

チヒロ　だから私も、お父さんがいない小田原駅でぐずったんじゃない？　お父さんには言えないけど、お父さん以外には言えるっていう。

旦那　いろいろ溜まってたんだろうね。我慢させちゃったなあ。

チヒロ　お父さんの前ではぐずってないと思う。

旦那　全然なかったね。小二のチヒロなりに気をつかってくれたんだね。

子どもたちが熱海に行っていた間、私は旦那と夫婦水入らずで元日のサッカー天皇杯決勝を見たり、ニューイヤー駅伝や箱根駅伝を見てゆっくり過ごしました。

年が明けてからは、毎週末に家に戻る許可が下りました。子どもたちにたくさん会えるのは本当にうれしい。

一月十日には、旦那が子どもたちと一緒に餃子を作ってくれました。とてもおいしくて、幸せな気持ちになりました。

一月十七日には、日本航空（ＪＡＬ）が倒産するかもしれない、というニュースがテレビで流れました。家に戻っていた私は、ＪＡＬがどうなったのかが知りたくて、ＪＡＬと紙に書いて旦那に見せましたが、なかなかわかってもらえません。

私　うっけいに大きいの、このじゃる。

旦那　ＪＡＬ？

私　そう、それそれ！

旦那　そうか、これＪＡＬって書いてあるのか。やっとわかったよ。

私　うん、そう。

旦那　凄いじゃない。ＪＡＬがどうなるかは、まだ決まってないけど、国際線の廃止の話まで出てるって。
私　凄いね。なんかよくわかんないね。
旦那　それにしても、よくＪＡＬって書けたね。
私　うふふふ。
旦那　じゃあＡＢＣって書ける？
私　こう？
旦那　これはＪでしょ。Ａは？　わかんない？
（清水、ａと書く）
旦那　おっ、これ小文字のａじゃん。凄いね！
私　えっへへへ。ねえ。
旦那　じゃあ、ｂは？　おお、ちゃんと小文字で書けてる。ｃは？
私　えーとね。
旦那　惜しい。それはｄだな。
チヒロ　まっすぐな線はないよ。
旦那　惜しい。これはＣじゃなくてＧ。この横棒はいらない。でもすごいね。いろいろ書けるじゃない。じゃあ、ひらがなは書ける？　あいうえおの「あ」は？

私　うーん。

旦那　なんでもいいから、ひらがなを書いてみて。

私　これは「き」。

チヒロ　「き」じゃなくて「し」だね。「み」「ず」なるほどー、しみずか。

旦那　凄い！　上手じゃない！

私は一月十八日に杏林大学病院を退院し、翌日に清瀬市の東京病院に転院しました。東京病院の言語聴覚士の先生がおっしゃることも同じで、右手の機能は比較的早く戻るだろうけれど、言語が戻るまでには年単位の時間がかかるとのこと。

専門家の見立ては正しく、私が言葉を取り戻すまでには、長い年月がかかりました。

上は手術前の私が娘のために透明下敷きに油性ペンで書いた九九の表。下は失語症になった私のために娘が書いてくれた濁音の表。教える側と教わる側が逆転した

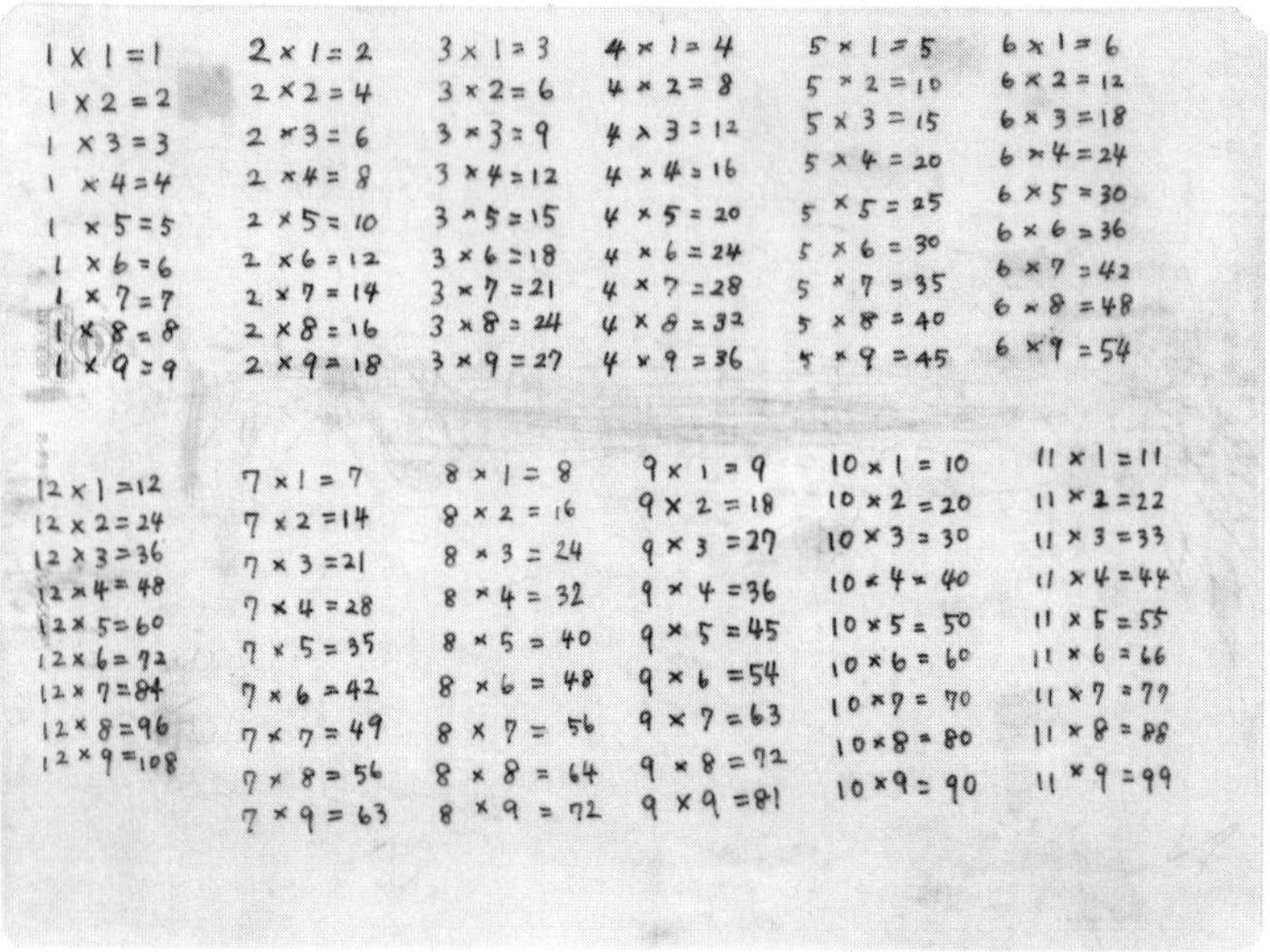

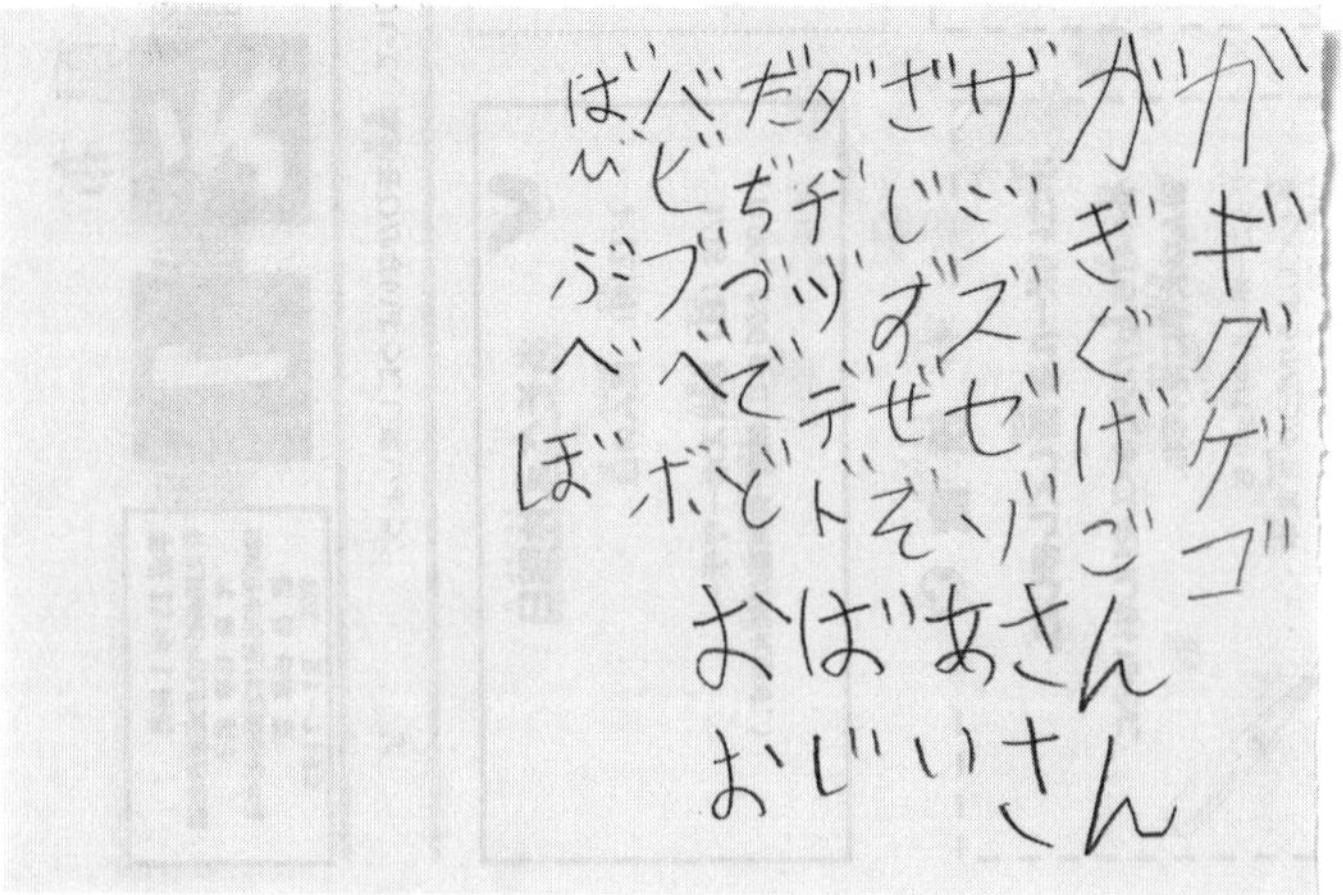

第四章　リハビリテーション病院

自分の名前もピンとこない

自宅近くの杏林大学病院からクルマで五十分ほどの距離にある清瀬市の東京病院に転院したのは二〇一〇年一月十九日。くも膜下出血の手術を受けてから一カ月半が過ぎた頃でした。当時の私に時間の感覚はほとんどありませんが。

東京病院はリハビリテーションに特化した病院で、施設も体制もとても充実しているので、入院できたのはラッキーでした。

東京病院に入院できることになったのは、和裁教室でご一緒だった加藤光子さんのおかげです。どのリハビリ病院がいいかわからず悩んでいたところ、加藤さんが理学療法士の譲矢正二《ゆずりやまさじ》先生に相談をしてくださって、先生にいくつかあげていただいた病院の中から一番良さそうだということで「まずは東京病院から当たってみて。交渉の際は絶対に焦らず、怒らず、本当に困っているんだということを謙虚に伝えなくちゃだめよ」と旦那に助言してくれたのです。感謝しかありません。

ただし、入院は九十日間限定。回復の程度がどうであれ、四月半ばの退院は最初から決められています。リハビリを必要とする患者は多い一方で、病床数にも、リハビリを行う言語聴覚士、理学療法士、作業療法士の人数にも限りがあるからです。脳疾患には「六カ月の壁」というものがあり、発症から六カ月を過ぎると、以後、いくらリハビリに励んでも大きな回復は望めないというのが定説となっています。

初めて東京病院を訪れた日、私はトイレに行きたくなり、旦那は「大丈夫？」と心配そうでしたが、ひとりで女子トイレに入りました。でも、用を足したあと、水を流すレバーの位置がわからず、結局そのまま出てきてしまい申し訳ないことをしました。

感じのいい女性の主治医の先生から受け取った書類には、病名は「くも膜下出血、破裂脳動脈瘤、脳梗塞」、症状は「右上下肢不全麻痺、失語症」とありましたが、当時の私にはもちろん読めません。それどころか、初めて自分の病室に案内された時には、ベッドボードに掲示されている自分の名前と主治医の先生の名前さえ読めませんでした。私にわかるのは、これは漢字であって数字ではないということ。そして、自分にはまったく理解できないということくらいです。

夕方には、担当スタッフ（主治医の先生、看護師、理学療法士、言語聴覚士、作業療法士）の全員が集合してくれました。皆さんにこやかで感じのいい方ばかりで、とても安心しました。

でも私にはひとつだけ心配なことがありました。転院にあたっての私の最大の希望は「これまで通り、週末は自宅に帰りたい」ということだったのですが、そのことが旦那になかなか伝わらなかったのです。繰り返し説明した末に、ようやく理解した旦那が私の希望を主治医の先生に伝えてくれて、週末の外泊許可が下りた時は、心からホッとしました。

こうして私の一週間のスケジュールが決まりました。

月曜日から土曜日の昼までは病院でリハビリ。土曜の昼過ぎに旦那がクルマで迎えにきてくれて、週末を自宅で子どもたちと過ごして日曜日の夜に病院に戻ります。

病院の朝は早く、まだ暗いうちから看護師さんが体温や血圧の測定にやってきます。まだ時計もカレンダーも理解できないので正確な時間はわかりませんが、たぶん午前六時三十分くらいだったはず。

私の病室があるのは西病棟三階の脳神経内科。四人部屋ですが、広い窓からゆったりと木々を見ることができる素晴らしい環境です。

主治医の回診の際には、看護師さんが私たちの髪を結び、温かいタオルを渡してくれます。患者の病状はひとりひとり違うので一概には言えませんが、ほとんどの患者はベッド周りのカーテンを閉めて自分で身体を拭き、着替えも自分でやります。私は右手が不自由なので、結構大変でした。

朝食の時間がくると、食堂に移動します。脳疾患の患者は、足が悪くなって車椅子生活を余儀なくされる人が多いのです。車椅子を自分で動かせる人も、看護師さんに車椅子を押してもらう人も、松葉杖を使って歩く人もいます。私は、右足をうまく動かせないものの、なんとか自分の足で歩いて食堂に行くことができました。

「いただきます」とみんなで言ってから、食事が始まります。食事中は、看護師さんとお医者さまが私たちを見ていて、手助けをしてくれます。

右手を動かせない私が左手にスプーンを持ってご飯を食べようとすると、主治医の先生が「お箸は右手で持ちましょう。リハビリすればきっと良くなりますから」と、大きなトレーを持ってきてくれました。

トレーに並んでいたのは、リハビリ用のお箸やスプーンやフォーク。患者の状態に最適なものが選べるように、様々な形のものが揃っています。お箸は私には難しすぎたので、小さなスプーンを右手で持つことにしました。手術前は、お箸で豆をつまんで別のお皿に移動させるという競争が得意だったのですが、もう競争などできません。そもそも右手を使うこと自体、脳梗塞を起こして以来初めてでした。

食事が終わると、看護師さんがひとりひとりに薬を渡します。脳疾患患者にまかせておくわけにはいかないということでしょうね。もし、私が失語症でなければ、配る薬を間違えないためのさまざまな工夫について興味津々で質問するところですが、残念ながら当時の私にその能力はまったくなく、微笑するくらいしかできませんでした。

入院中の食事は、お医者さまの指示で年齢や病状などを考慮して決められています。病床数が五百を超える大きな病院なので、給食も大変です。

一般食と特別治療食に分かれているのですが、高血圧の私は塩分を減らした特別治療食。ご想像通り、あまりおいしくありません。隣の席の奥様が、持参した海苔の佃煮を食べているのがうらやましくなった私は「こういうものを食べたい！」と身振り手振りで主治医の先生に訴えたのですが、「身体によくないからダメ」と言われてしまいました。食事が口に合わなかった私は、入院中、どんどん痩せていきました。

食事が終わると病室に戻って、順番に歯磨きや洗顔をします。室内には洗面台とトイレがあり、車椅子でも使えるように広々としています。

左脳の四分の一が損傷している私は、トイレのレバーの位置も、お茶を淹《い》れる手順もわかりません。手術の影響で視野が欠けている上に、すべてが二重に見えます。右手がいつも震えているので、お茶を飲もうとしてもすぐこぼれてしまいます。右足の感覚も相変わらず鈍く、右足だけスリッパが脱げていると同部屋の女性が何度も教えてくれました。自分ではわからないのです。主治医の先生の顔は覚えても、名札に書いてある名前が読めません。それどころか、清水ちなみという自分の名前さえピンとこなくて、名前を呼ばれても「へえ、それが私の名前なのか」って感じでした。最初のリハビリが始まるのは午前九時。ラッキーなことに、私は九時の針の位置だけはわかっていました。

九時少し前になると、エレベーターの近くにぞろぞろと車椅子が集まってきます。看護師さんは人数を確認した上で、エレベーターで一階にあるリハビリテーション科まで送り届けてくれます。二、三人の看護師さんと四、五台の車椅子、そして、ひとりで歩けるけど、自分がどこにいるのかよくわかっていない私というメンバーで、リハビリテーション科まで移動します。

この時、入院中に友達のデザイナーが手作りしてくれた手提げのバッグに貴重品を入れて持ち歩いていました。倒れる前の私は和裁も洋裁も好きで、服や小物をよく作っていましたが、このバッグはボ

今も大切にしている手作りバッグ
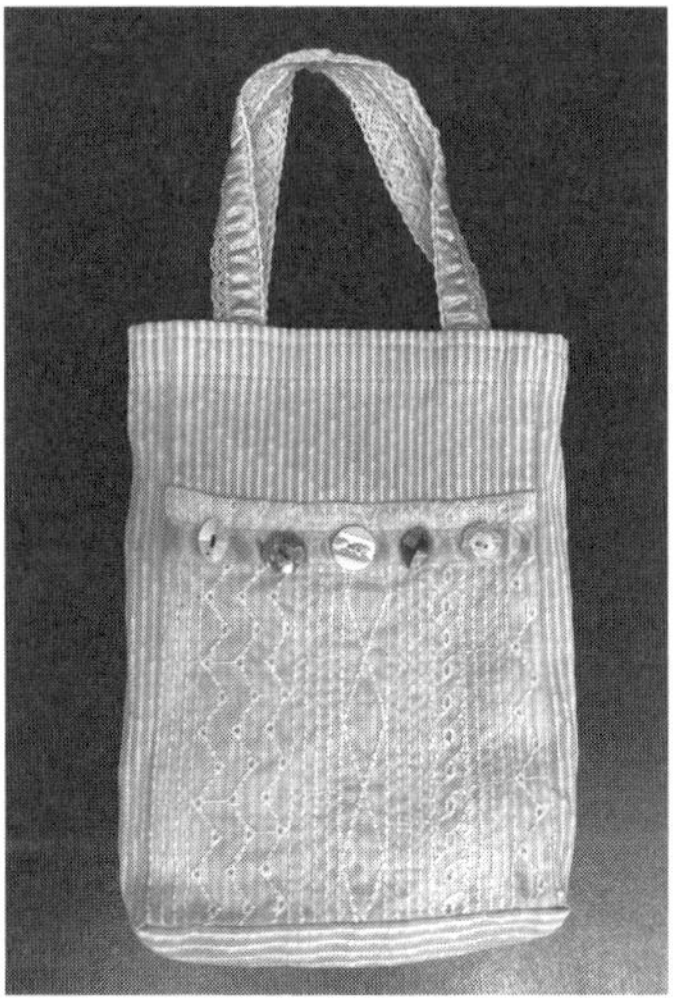

タンがいっぱい付いた素敵なデザインで、やっぱりプロは違うなと感じました。脳梗塞を起こした私のために、心を込めて作ってくれたのでしょう。とてもうれしかったので、このバッグは今も大切にしています。

東京病院のリハビリテーションの先生は、皆さん朗《ほが》らかでいつもニコニコしています。暗い感じの先生だと患者のリハビリする意欲が低下するので、積極的に明るい雰囲気を身にまとっているのでしょうね。

私が受けた訓練について、覚えていることを書いておきます。

リハビリは理学療法、作業療法、言語聴覚療法の三つに分かれていますが、私は全部受けました。時間はそれぞれ四十分ずつですが、それでも結構、忙しかった。

理学療法は、身体の運動機能を回復させるためのもので、訓練の内容は患者の状態によって異なります。右上下肢不全麻痺とはいえ、足の麻痺が比較的軽かった私は、自転車エルゴメーターという固定された自転車を漕ぐことから始めました。ほかにも、バランスボールに乗ったり、縄跳びをしたり、右手で雑巾を持って拭いたり、両手を使って服を畳んだり、階段を上ったり下りたり……。しばらくすると、階段の一段飛ばしもできるようになりました。

トレッドミル（ウォーキングマシン）も使いました。おそらく医療用のもので、角度を調整して坂道にしたり、速度を速くすると、足にかかる負荷が重くなりました。旦那がくれたｉＰｏｄにイヤホンをつけて、ベリンダ・カーライルの「ヘブン・イズ・ア・プレイス・オン・アース」などを聴きながら、ノリノリで歩きます。

私がトレッドミルに取り組む様子を見て、同じ病室の車椅子の奥さんは、「本当に羨ましい」と言っていました。歩けることはありがたいことなのです。

作業療法は、食事や洗濯など日常生活の動作ができるように訓練するもの。たとえば、ボードの凹《へこ》みに入っているボールを指でつまみ上げて、違う凹みに入れるのは、右手がうまく動かせない私にはとても難しかった。目をつぶってザラザラとツルツルの板を右手で触って判別することも全然できません。お茶も淹れられず、缶切りも使えません。こんなこともできない自分に呆れましたが、ベッドから起き上がれないような重症の患者さんを見ると、自分の障害は軽い方なのだな、と思い直しました。

服の脱ぎ着や、お風呂の入り方の訓練をしてくれたのはとても助かりました。

Ｔシャツの着替えは、両手首をクロスして裾を持ち、そのまま腕を上げれば、スポッと脱げます。こういう着替えのやり方は、子どもの時に親が教えてくれたのでしょうが、記憶はないし、大人になってもなんとなくやっていたので、改めて教えて

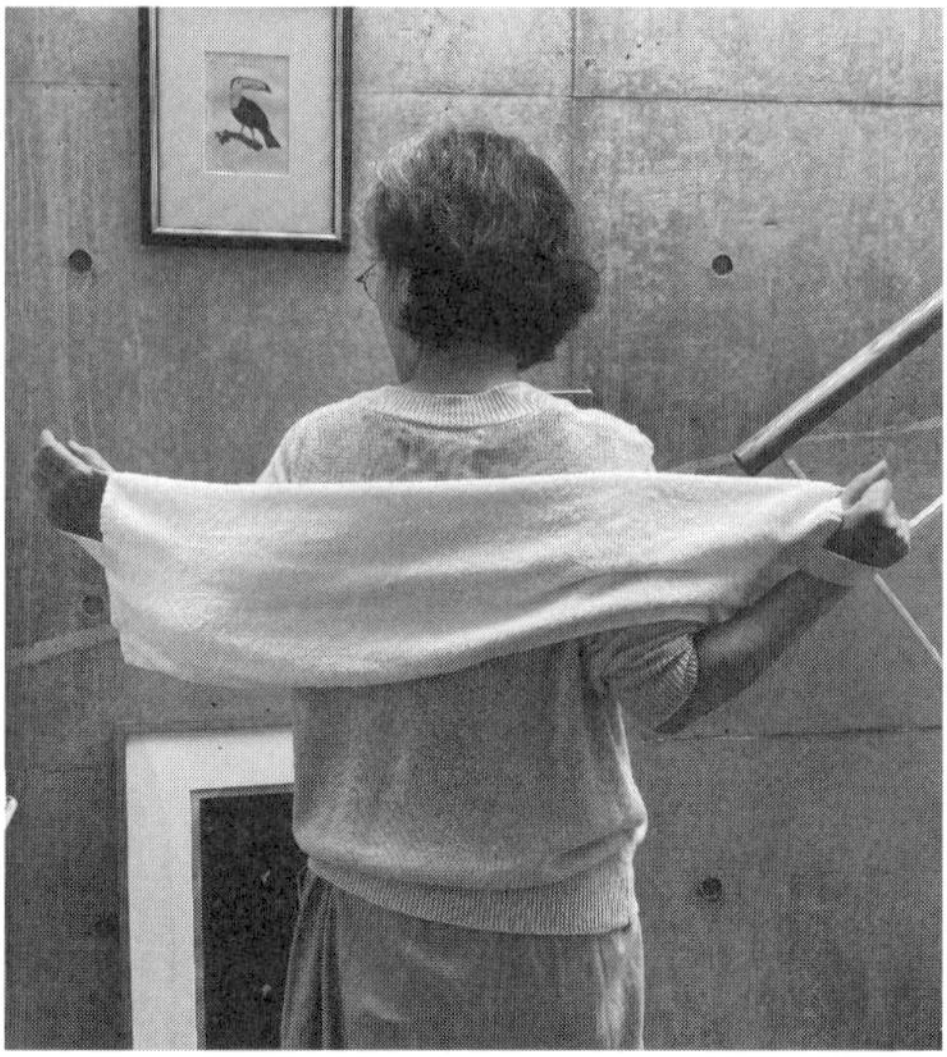

ゴムの取っ手付きタオルの使い方を実演

もらって感動しました。

お風呂に入る訓練では、作業療法士の先生が両端にゴムの取っ手を縫いつけたタオルを用意してくれました。ゴムを手にひっかけて持てば、右手でタオルがうまく握れなくても、背中をひとりで洗えます。

練習の後は実践です。お風呂は週に一度、金曜日と決められていて、入浴時間はひとり四十分。ひとりが出ると、看護師さんはいったんお湯を抜き、掃除して改めてお湯を入れ直すのですから大変です。

一度、私の前に入ったおじさんが長湯したせいで、私の時間が二十分しかなくなってしまったことがあります。私はおじさんに強硬に抗議しようと思ったのですが、言葉が全然出てこなかったので、精いっぱいしかめっ面をしてやりました。

最後にご紹介するのは言語聴覚療法。私を担当してくれた言語聴覚士の先生は、爽やかな印象の女性でした。

まずはおなじみの標準失語症検査（ＳＬＴＡ）から。紙に漢字、ひらがな、数字を書きます。次に先生はアタッシェケースを取り出し、中に入っている器具を指さして「これは何？」と私に尋ねます。はさみや家の鍵など、日常で使うものです。

私の状態を把握した先生が、真っ先にやらせたのが、自分の名前と住所を書く練習です。自分の名前と住所がわからないと、日常生活が送れないからでしょうね。

ところがこれが難しい。「清水ちなみ」が、まるで前世の記憶のようにピンときません。書けるようになったいまでも、自分の名前と住所は記号にしか見えず、自分のものとは思えません。

私は毎日、名前と住所を繰り返し練習しました。次に数字の1から10まで、さらに生年月日へと進み、リハビリ開始から二週間目に、初めて宿題が出ました。言語聴覚士の先生は、私ができるかできないかのギリギリを狙ってテストをしてくれます。絵の下に三つの単語が並んでいて、正しい答えを自分で書くのですが、正しく書けなかったことが宿題になるのです。

たとえば雨が降っている絵の下に「晴れ　雨　雪」という三つの選択肢があれば、私は「雨」と書かなくてはなりません。

こんな簡単な問題なのに、私が正解できたのは五問中わずか二問。正答率はたったの四〇%でした。馬を牛と書いたり、梅を松と書いたり。答え合わせの時、先生はひらがなで「うま」「うめ」など、毎回ふりがなを振ってくれました。

翌日の正解は六問中三問、翌々日は全問正解、でも、その次の日の正解はゼロ。前途多難ですが、私は大学生の時に塾の講師や家庭教師のアルバイトをしていたので、先生が優秀かどうかはなんとなくわかります。東京病院の言語聴覚士の先生は、私の限られた能力をめいっぱい引きだそうとしてくれる優秀な先生でした。

入院当初、まだ時間の概念がしっかりしていなかった私は、リハビリの開始時刻がよくわからないまま、病院内をフラフラしていることが何度かあり、そのたびに「清水さんがいない!」と、看護師さんたちが大騒ぎして探し回ってくれました。

週末はリハビリがお休みなので、土曜の昼には旦那がクルマで迎えに来てくれて、子どもたちと一緒に自宅で過ごします。上の息子は中学一年生、下の娘は小学二年生でした。私の病気から十年以上が過ぎたいま、子どもたちに当時のことを聞くと、「自分の意思を伝える分には困らなかったけど、お母さんの言いたいことをくみ取るのはクイズみたいだった」と笑います。いまでも時々クイズになってしまうのですが。

二月初めの週末に自宅に戻った時に、旦那と話した録音が残っています(二〇一〇年二月七日収録)。

旦那 おっ、漢字を読む練習の宿題をもらってきたんだね。「口」とか「桃」とか「雪」とか。早速問題を出そうか。これはなんて読むのかな?

私 くち。

旦那 すごいじゃない。これは?

私 とも。

旦那 惜しい。ちょっと違う。

私 もも。

旦那 素晴らしいね。これは?

私 す……、わ? みえ、みずじゃなくて。

旦那 ゆき、ですね。ゆき。

私 き、あ……。

旦那 ゆ。

私 う〜き。

旦那 ゆ、だよ。

私　う〜き。
旦那　ゆ、き。
私　ゆ、く。
旦那　ゆ、き。
私　ゆ、き。
旦那　そうそう。ずいぶん進歩したね！

二月十日は、翌日が建国記念の日なので、夕方に一時帰宅しました。旦那の日記には、《コウスケ、母の腕枕》とあります。私の入院中、子どもたちにはずっと寂しい思いをさせていたので、たまの帰宅の時くらい思いっきり甘えたかったのだと思います。中学生の長男にはきっとたくさんのことを我慢させていたのでしょう。

東京病院には、常時三百人程度の入院患者がいます。患者の状態はひとりひとり違うので、私のように理学療法、作業療法、言語聴覚療法とフルにリハビリを受けて忙しい人もいれば、言語障害がなく、時間に余裕のある人もいます。

私の病室がある三階には、四人部屋の病室がずらりと並んでいて、ほかに食堂や電話ボックス、談話室があり、洗濯機も数台置かれていました。洗濯機はプリペイドカード式になっていて、患者同士が「いま、空いてますか？」「使い方がわからないので教えて下さい」などと声をかけ合うので、ちょっとだけ仲良くなります。

同室になった年配の女性は、脳梗塞で足が不自由になり、車椅子に乗っていました。「私の足はもう治らないの。だから早く退院したい」とこぼしていましたが、言葉には何の問題もありません。そんな彼女が私の宿題を見て不思議がりました。「どうして漢字ばっかり練習するの？　最初はあいうえお、次はかきくけこでしょう？」と言いました。じつは失語症の患者にとっては、ひらがなよりも漢字の方が理解しやすいのですが、なかなか納得できない様子。でも、私の答えがあまりにも意味不明なので、ようやく諦めてくれました。

患者同士の会話でおもしろそうな話が出ると、私は「もう一回言って！」と頼みます。会話のテンポが早すぎてついていけないからです。同じことをもう一回言ってもらうと、私はなんとか言葉の意味を理解して「いまの会話の何がおもしろいのか？」を頭の中でゆっくりと考えることができます。リハビリ病院にいた三カ月間で、私が一番数多く発した言葉は「もう一回言って！」だったかもしれません。

退院一カ月前にあたる三月十二日の金曜日の言語聴覚療法の最後にも、宿題が出ました。

■「梅」「足」「本」など、絵を見て漢字を書く。
■「救急車」「神社」「茶碗」など、絵を見て正しいものを選ぶ。
■1から9まで、一ケタの数字を使った算数を解く。

ここまではなんとかできました。でも、次の問題は私にはとても難しかった。

■「木」「椅子」「猫」「風呂」「手」「海」「水」「髪」の八つの漢字の読みを書く。

失語症の患者にとって、漢字の「読み」（音読）は特に高いハードルです。

八つの単語を一音ずつに分けると、き、い、す、ね、こ、ふ、ろ、て、う、み、み、ず、か、み。計十四個になりますね。頭の中でこの一音一音のひらがなのカケラを拾い集めて、ジグソーパズルのピースを正しい位置にハメるような作業をしてから、ようやく声に出す感じなのです。

「猫」という漢字を読む宿題に、部屋に戻った私が取り組みます。「ね、ぬ」と読ん

絵を見て漢字を書く宿題

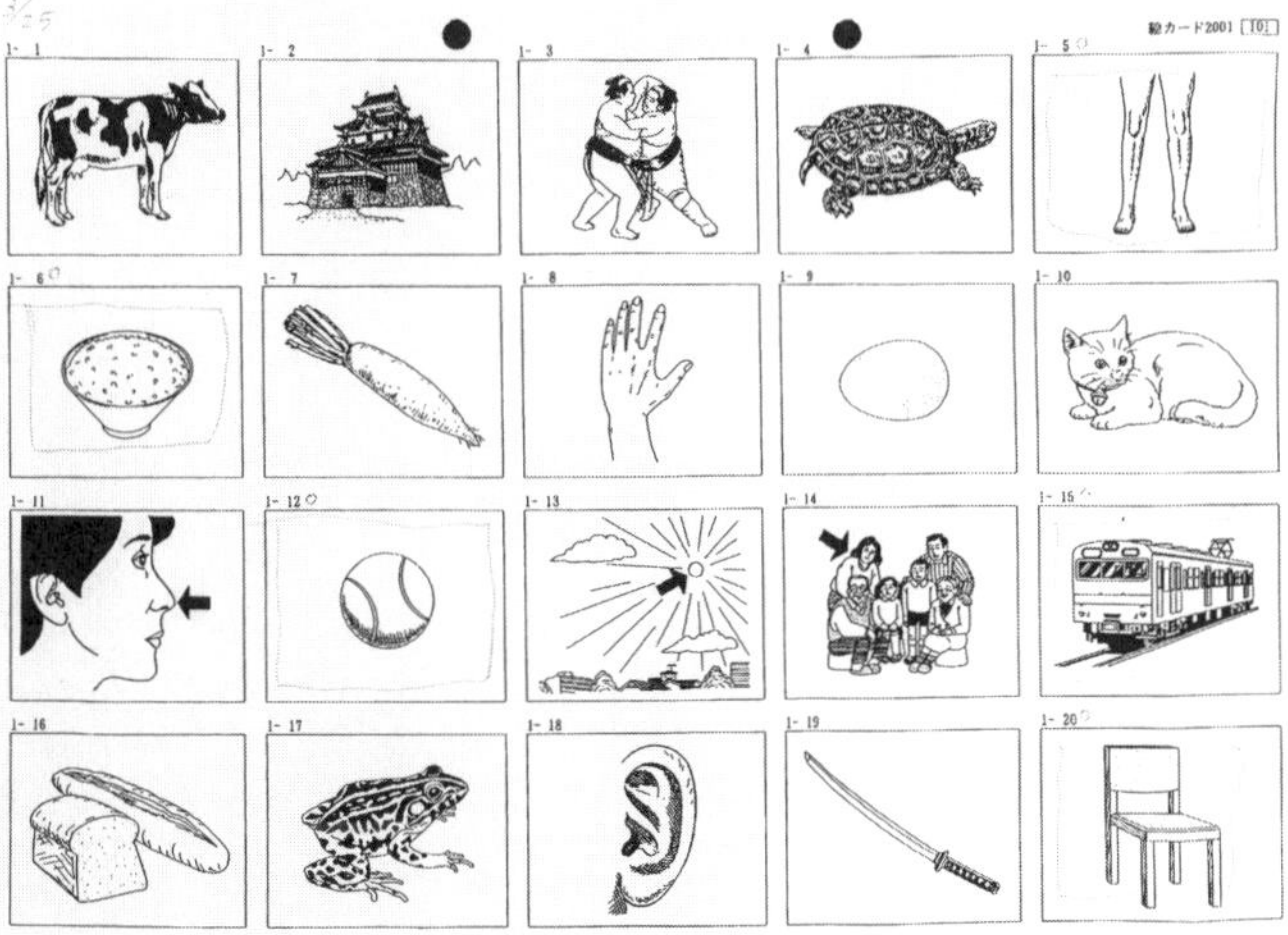

絵カード2001 [10]

1-1 牛《うし》	1-2 城《しろ》	1-3 相《す》撲《もう》	1-4 亀《かめ》	1-5 足《あし》
1-6 御《ご》飯《はん》	1-7 大《だい》根《こん》	1-8 手《て》	1-9 卵《たまご》	1-10 猫《ねこ》
1-11 鼻《はな》	1-12 ボ《ぼ》ー《ー》ル《る》	1-13 太《たい》陽《よう》	1-14 お母《かあ》さん	1-15 電《でん》車《しゃ》
1-16 パ《ぱ》ン《ん》	1-17 蛙《かえる》	1-18 耳《みみ》	1-19 刀《かたな》	1-20 椅《い》子《す》

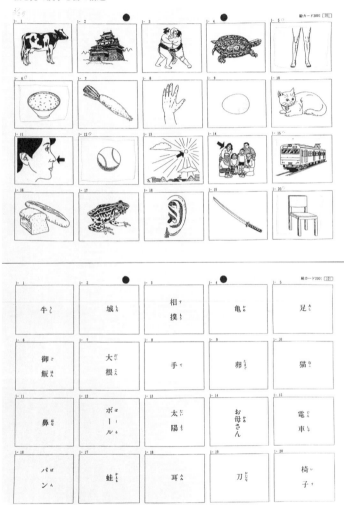

でいると、同室の女性が「違うよ。ね、こ！」と教えてくれて、そのうちに洗濯機仲間も手伝ってくれるようになりました。

土日には自宅に戻るので、子どもたちにも手伝ってもらって勉強して、ようやくモノになる感じでしたが、今から思えば楽しかった。子どもたちも結構スパルタで「全然ダメ。やり直し。もう一回やってごらん」と、楽しんでいました。

二月七日に旦那と話した時の会話でもおわかりの通り、私には「雪」が読めません。何回も「き、あ……」「う〜き」「ゆ、く」などと繰り返し、なかなか「ゆき」にたどり着かないのです。「ゆき」だけでこんなに時間がかかるのですから「八つの単語の読み」の宿題が私にとってどれほど大変か、おわかりいただけるでしょう。

私の人生で、この時ほど集中して勉強したことはほかに一度もありません。とても難しかったし、飽きることもなかった。私は日常を取り戻そうと必死でした。

私のリハビリに一番つき合ってくれたのは、娘のチヒロです。この本を書くにあたり、母と娘のリハビリについて、旦那がチヒロにインタビューしてくれたのでご紹介します。

旦那　普通は親が子どもに教えるものだけど、チヒロちゃんの場合はすごく特殊で、手のリハビリに関しても言語に関しても、お母さんに「やってごらん」「言ってごらん」って、小学校低学年のあなたが教えてたでしょ？　どんな感じだった？

チヒロ　私は家族の中で一番下だから、人に教える立場ではまったくなかったけど、突然、お母さんがほぼしゃべれなくなった。でも考えていることはわかる。頭脳まで退化したわけじゃなかったから。

旦那　頭の中は変わってないって、どうしてわかったの？

チヒロ　顔を見ればすぐにわかるよ。前と変わってなかったから。

旦那　言葉が出てこないだけでインテリジェンスは傷ついていないと感じたと。

チヒロ　そう、だから新たな知識を教えるというよりも、思い出してもらうためのサポートをしてる感じ。

　三月半ばのある土曜日、自宅に帰ろうとする私に、作業療法士の先生から宿題が出ました。

「もうすぐ料理を作る実習があるので、何が食べたいかをご自宅で考えてきてください」

清水さんの手書きの料理ノート（左は発病前、右は発病後のもの）

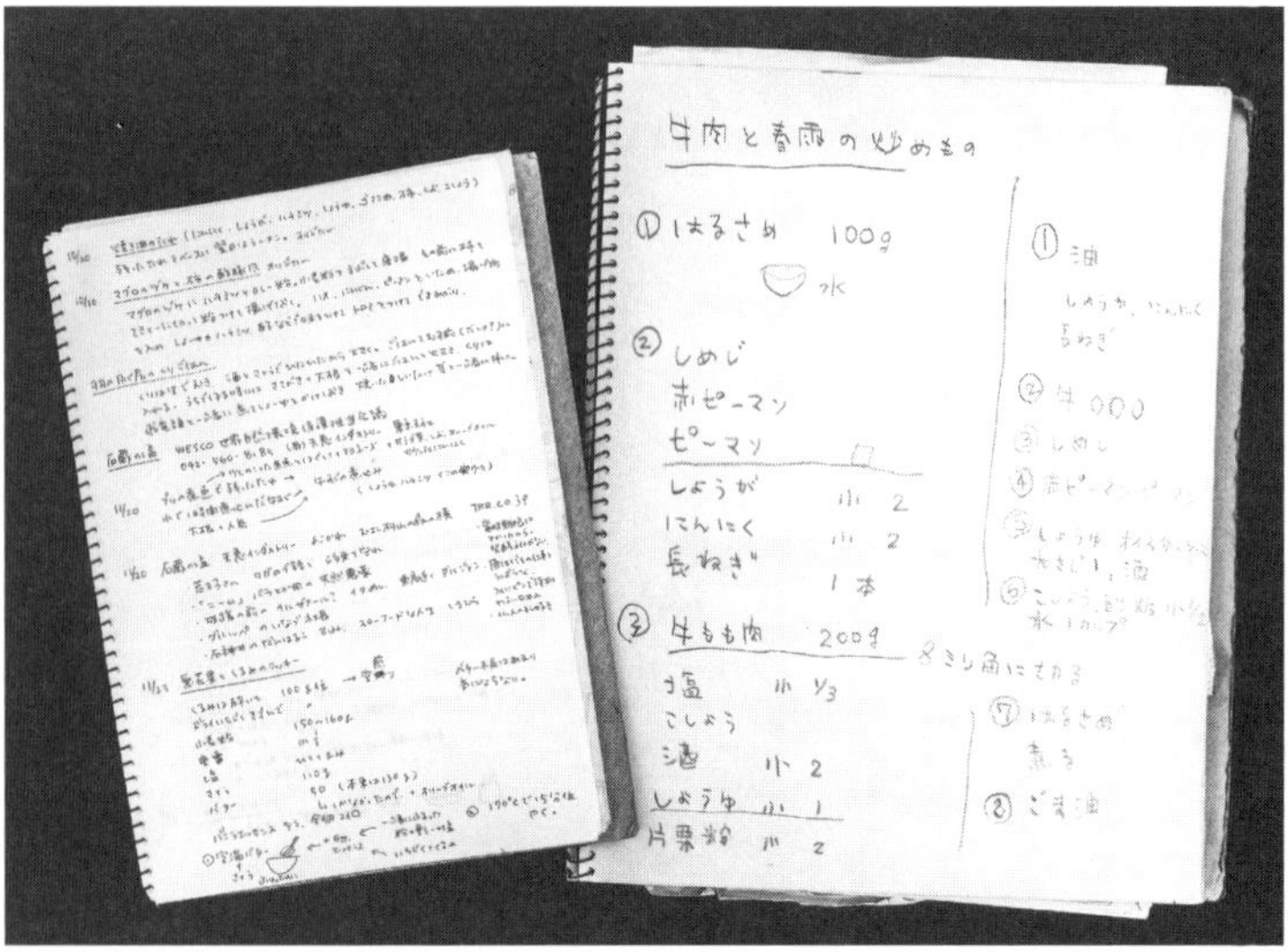

私は作るのも食べるのも好きですが、何しろ脳が壊れてしまったので、言語聴覚療法のリハビリで使うプリントに「塩」と書かれていても、何のことやらさっぱりわかりません。

旦那に相談すると「以前あなたが作った料理ノートを病院に持っていけば？」とアドバイスをくれました。

私が使っている大判のノートには、レシピが絵入りでたくさん書いてあります。全粒粉のパンやレバーパテ、蓮根の煮しめ、粕汁、チヂミ（韓国のお好み焼き）、叩きごぼうの胡麻和え、自家製梅干しやアンチョビの作り方など。

食べ物だけではありません。布の小

物や、布を染める顔料など、自分で手作りしたものは何でも書き残しておきました。「いまの私には全然読めないのにな」と思いながらも、ノートを何冊か病院に持っていくと、意外にも大好評。先生方は口々に「すごくていねいに書いてますね！」「わかりやすい！　コピーしてもいいですか？」と言ってくれました。どうやら、東京病院の理学療法士、作業療法士、言語聴覚士の先生方は、みんなで集まってお昼ご飯を作って食べているらしいのです。料理ノートは、私のリハビリにはあまり役立たなかったのですが、先生方の食生活改善には大きく貢献したみたいです。

結局、私が最初の実習で作ったのは目玉焼きでした。作業療法室の調理台に行くと、まな板が何本かの釘であらかじめ固定してあって驚きました。まな板が動くと危ないからでしょうね。右手が思うように使えない私は、左手で卵を割りましたが、うまくいきません。ぐちゃぐちゃになった目玉焼きは、作業療法士の先生の昼のおかずになりました。

リハビリ病院の入院期間は最長九十日なので、患者は次々に入れ替わります。同部屋の奥さんは事情通で、「隣の病室の男性は糖尿病なんだって。奥様が言ってたわよ」とか「○○さん（女性）はご主人が亡くなって、子どももいないから、弟さんに付き添ってもらったみたい」とか、なんでも教えてくれます。

事情通の奥さんから聞いた話で一番驚いたのは、一見ごく普通に見える男性患者の話でした。脳梗塞で倒れてから三日三晩意識が戻らず、奥様は悲嘆に暮れたそうです。ところが何の前触れもなく、ひょっこり目を覚ましたのだとか。いまでは病院内を普通に歩いているし、声も身体も健康そのもの。作業療法の部屋ではパソコンのキーボードまで叩いていました。

でも、事情通の奥さんは意外なことを教えてくれました。

「退院して自宅に戻ったら、一番困るのはあの人なんじゃないかなあ。地図が読めなくなっちゃったから、ひとりで街を歩くのは無理。いつも奥さんが一緒にいてあげないといけないいって」

脳疾患の患者の症状は、損傷した箇所によって様々です。片麻痺、意識障害、失語、知能低下、記憶障害、人格変化、視力低下、複視、嗅覚低下……。損傷箇所のほんの少しの違いで、その先の人生がすっかり変わってしまいます。

私の場合は、失語症と物が二重に見える複視、そして右半身の麻痺と知能低下です。数字はどこかに飛んでいってしまったし、言葉もなかなか出てこない。それでも頭の中に地図が残っていたのはラッキーでした。ひとりで外出できるからです。

病院の広い庭には桜が植えられていて、三月二十二日に開花したので、数日後の昼休みにお花見をしました。五、六人の患者と看護師さん、お医者さまとリハビリの先生たち。桜はいいですね。特に病院で見る桜はグッときます。病後、劇的に変わった私たちの生活。もはや後戻りはできません。それぞれの人生を生きていくしかないのです。

車椅子に乗った同部屋の奥さんが私に言いました。

「足が治ってほしいけど、なかなか難しいでしょう。でも、障害者手帳がもらえればディズニーランドで並ばなくてもいいのよ。リハビリを頑張って、一緒にディズニーランドに行こうよ！」

ディズニーランドと障害者手帳の関係がいまひとつわからなかったのですが、どうやら優先的にアトラクションに入れるらしい。患者は厳しい現実を目の前にしても絶望することなく、明るい未来を見ています。

そんな頃、私はあることを思いつきました。三月二十五日は旦那の五十歳の誕生日です。若く見られるのが自慢の旦那は「あーあ、ついに五十歳かよ。イヤだなあ」と気にしていたので、病院から電話をかけて、からかってやろうと考えたのです。

私は旦那をからかうのが大好き。三十五歳の時も四十歳の時も四十五歳の時も散々からかってやりました。俄然やる気になって、ひとりで作戦会議。病室に置いてあるガラケーを手に取りましたが、使い方が全然わからず、これは無理だと諦めました。では、廊下にある公衆電話はどうでしょう？　テレホンカードがあるので、もしかしたら自宅にかけられるかもしれません。試しにやってみると、テレホンカードは無事に電話機に吸い込まれたのですが、そのあとがわかりません。

言語聴覚士の先生や理学療法士の先生、同じ病室の患者さんなど、いろいろな人に質問するうちに、電話機の仕組みが少しずつわかってきました。最大の難関は、自宅の電話番号を間違えずに押すことでした。私の視野は大きく欠けているので、プッシュボタンの数字が見えにくいのです。一個ずつ、慎重に押すのですが、少しもたもたしていると、時間切れで切れてしまいます。何度か練習を重ねてから、ついに旦那の誕生日がやってきました。

朝八時頃、私はワクワクしながら、自宅に電話をかけました。

無事に電話番号を押し終わると、すぐに旦那が出ました。ちょうど朝ご飯を作っているところだったみたいです。

「はい、もしもし」

「……ご、ご、五十！」

この時のインパクトは凄かった、と旦那は繰り返し私に語りました。

「電話をかけるなんてまだ全然無理だと思っていたから、どれだけ頑張ってボタンを押したんだろうと思って心から感動したけど、同時に、そういえばこの人は昔からくだらないことに情熱を傾けていたなあと、へなへなと座り込んだよ」

してやったり！　私は大満足でした。

数日後、週末に一時帰宅した私は初めて料理を作りました。作ったのは、トマトと卵の炒め物。トマトを炒めたあと、いったん中華鍋を洗うのがコツ。そのあともう一度油をひいて、溶き卵を軽く炒めるとおいしくできます。長年作っていた得意料理だったので、覚えていたのですね。

鍋でご飯を炊くこともできました。私は三十代からずっと炊飯器を使わずに鍋でご飯を炊いていたので、水加減火加減を覚えていたのです。朝食のお味噌汁のために、夜のうちにお鍋に水を張って昆布をつけておくことも問題なくできました。

旦那の日記にはこう書かれています。

《三月二十七日（土）　東京病院から、ちなみを家に連れて帰る。夜、トマトと卵の炒め物を作ってくれた。感激する。ついにこの日がきた！》

翌日にはオーブンでキッシュを焼きました。一週間後に作った牛肉と大根の炒め物もおいしくて、自分が確実に回復しているという実感がありました。

成功ばかりではありません。「牛肉があるからカレーライスを作ろう」と思いついたのに、ルーもなければ野菜も入っていないヘンテコな煮物になってしまったこともあります。それでも、家族と一緒に自分で作ったご飯を食べながら話をするのは、他の何物にも代えがたい喜びだと改めて感じました。

四月に入ればリハビリ期間も終盤です。ある日、私は作業療法士の先生と一緒に駅まで歩いて買い物に行きました。リハビリの一環です。

駅に近づくと、人の歩く速さや、駅の発車ベルの大きさに圧倒されました。病院は基本静かなので、以前よりも街の騒音がはるかに大きく聞こえて驚きました。内緒の話ですが、いまでも、旦那がいきなり大きなくしゃみをすると、一日がすっ飛んでしまい、いきなり明日になったような感じがします。

散歩の途中に、駅の近くの百円ショップで鉛筆につけるゴムグリップを買いました。当時、私は慣れない左手で字を書いていましたが、グリップをつけると鉛筆を持つのが楽なのです。この時に左手で書く練習をたくさんしたので、いまでは右手でも左手

今も愛用しているグリップ

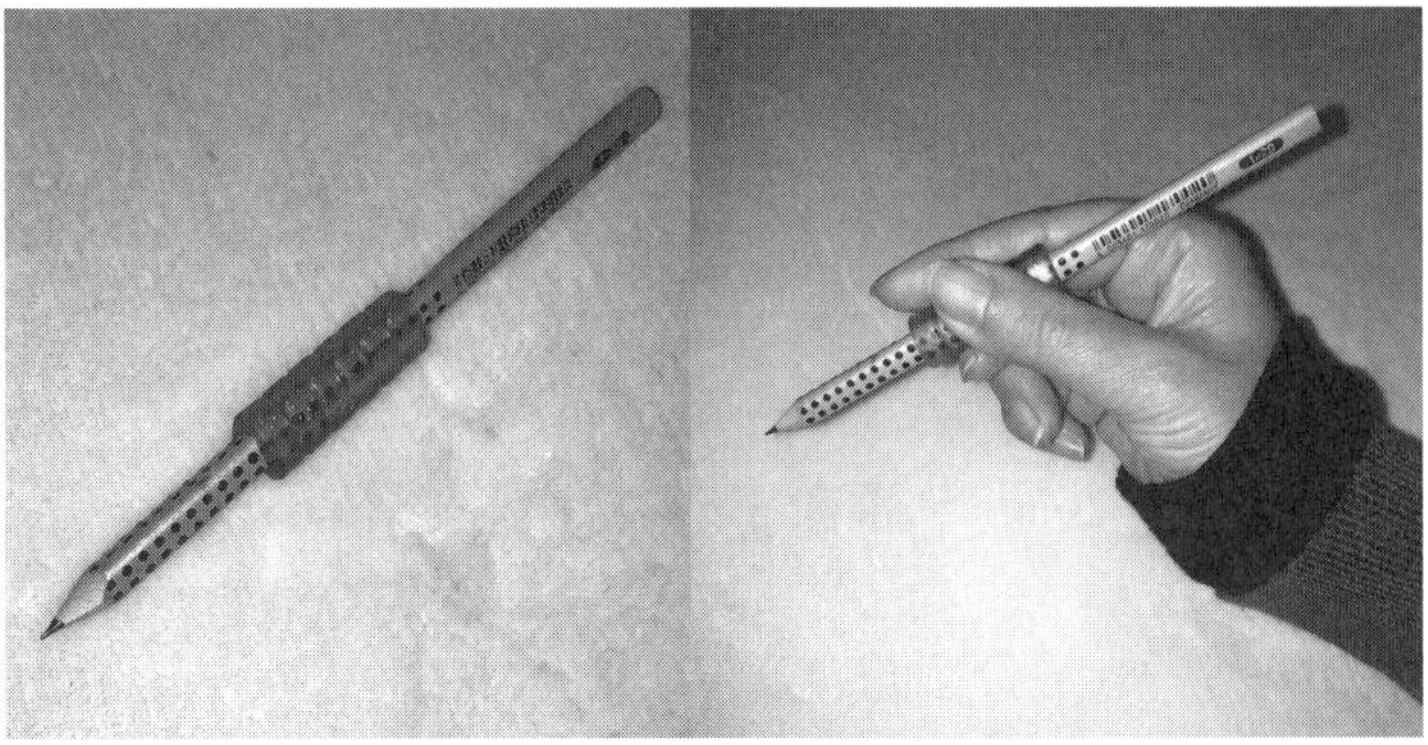

でも文字が書けます。きれいな文字ではありませんが、料理ノートも再び書けるようになりました（一〇八ページの写真参照）。鉛筆につけるゴムグリップは私のお気に入りで、いまも愛用しています。

散歩の最後にはスターバックスで飲み物を買いました。カフェラテはおいしかったのですが、歩くのは好きだけど雑踏は苦手という感覚はいまも変わりません。

東京病院のリハビリの先生方は皆さん優秀で、入院生活も後半になると、私はずいぶんと良くなりました。ひとりでリハビリの部屋まで歩いていくことも、病院内を散歩することもできます。

ある日、散歩中に、中庭につくし（土筆）が生えているのを発見した私は、食べたいなあと思いました。いま、東京でつくしを見ることはなかなかないので、なんとか食べられないものだろうか、と考えたのです。

でも、当時の私の脳内につくしという単語はまだありません。言語聴覚士の先生は代表的な野菜の種類を教えてくれましたが、その中につくしはなかった。私はつくしのことを言語聴覚士の先生になんとか伝えようと頑張り、先生も「きのこ?」「えのき?」と一生懸命に聞いてくれたのですが、結局ダメ。絵を描いても「もやし?」という答えが返ってきて、残念な思いをしました。あの時につくしが食べられなかったのは、いまも心残りです。

言語聴覚療法のリハビリでは、最初は「顔」や「料理」のような漢字を覚えるところから始まりましたが、この頃には「車を運転する」とか「水を飲む」のような二語文へと進んでいました。足し算や引き算も学び始めています。

そんなある日、言語聴覚士の先生が「そういえば、お母さんの話を全然聞かないけど?」と私に聞きました。

お母さん！　私が病気になってからこだまのように連呼していたお母さん。先生に聞かれて、とっさに思い出したのは、自分の母親ではなく、ある本の中に登場するお母さんでした。『奇跡の脳　脳科学者の脳が壊れたとき』（新潮文庫）の著者は、ハーバード大学で脳神経科学を研究するジル・ボルト・テイラー博士。女性脳科学者が脳出血を起こした経験を書いてベストセラーになり、日本語訳は二〇〇九年二月に発売されました。私は十月に読んで、翌々月には自分も脳梗塞を起こしました。読みたてほやほやで同じ脳の病気になったわけです。何らかの予感があったのかもしれませんね。ちなみに彼女も同じように手術を拒否していて、私は勝手に親しみやすさを覚えています。

入院したテイラー博士は、母親が駆けつけてくると知らされた時、母親とは何か？が理解できなかったそうです。「お母さん、お母さん……」と繰り返しつぶやいて、頭の中のファイルを探して開き、ようやく「大切な人であるお母さんがくる！」とわかって興奮したといいます。飛行機に乗って飛んできたお母さんは、テイラー博士の目を見て、シーツを持ち上げ、ベッドに潜り込んでギュッと抱きしめました。

テイラー博士は、私と同様に左脳が壊れて失語症になったのですが、お母さんと一緒にジグソーパズルをして初めて色がわかり、一緒に絵本を読んで文字の組み合わせが単語になることを理解したそうです。お母さんという最高の教師がいたおかげで、テイラー博士はみるみる回復したのだとか。感動的な話ですね！

さて、私にもお母さんがいます。でも、母が近くにいると私の精神状態が悪くなることがわかっていたので、「お願いだから、私が病気になったことは母には内緒にしてほしい」と旦那に頼みました。ギリギリの状態でリハビリを頑張っているところに、もし母がやってきたら、私が大変なことになるのは目に見えていたからです。子どもを産んだ時も、母にはずっと後になってから連絡しました。

言語のリハビリではまず漢字を学びます。象形文字である漢字のほうが、抽象的なひらがなよりもイメージをつかみやすいからです。日本人は子どもの頃から、漢字、ひらがな、カタカナを使って言葉の意味を理解してきました。失語症の患者にとって、日本語に漢字があることは本当に助かります。

もし私の母が近くにいれば、毎日毎日「〝あいうえお〟からやりなさい」と言って聞かなかったでしょう。思いこみが激しいからです。私の母は、テイラー博士のお母さんのような人ではありません。

結局、旦那から母に伝えてもらったのは退院直前の四月。母は絶句したそうですが、私の言語障害がひどいので病院にはこないでほしい、と旦那がていねいに説明してくれました。

東京病院では月に一度、金曜日に記録会のようなものがあります。長い廊下を患者ひとりひとりが歩き、かかった時間をストップウォッチで計るのです。

脳疾患の患者は足に障害が出ることが多いのですが、私は歩くのは全然大丈夫なので、スタスタ歩いて終わり。テストになりません。

けれども、リハビリ病院の先生方は、さすがによくわかっていらっしゃいます。

「清水さんには、エレベーターに乗って一階まで降りてもらおうかな」

病室があるのは三階です。私は先生の予想通り、上りのエレベーターに乗りこんで四階に行ってしまいました。上下、左右は、いまでも難しいです。

東京病院の食堂は病棟の端にあり、食事を終えて廊下を歩いていると、大きな窓の向こうに夕陽が沈んでいくのがよく見えます。それはそれは美しく、たくさんの患者さんが立ち止まって見ていきますが、私は誰よりも長く夕焼けを見続けていました。

四月十六日の退院が決まり、前日にはお医者さまから今後の生活について説明を受けました。

「今後は杏林大学病院に定期的に通って、薬を処方してもらってください。三年ぐらいは発作の危険があるので用心するように」

東京病院にはしばらくの間、言語聴覚療法と理学療法の訓練を受けるために週に二度通うことになりました。

退院当日は、午前中に旦那が迎えに来てくれました。先生方や同室の患者さんたちにお礼を言って、クルマで病院の敷地を出た途端に、うれしさがこみ上げてきます。

「やった！　終わった！　家に帰れるんだ。ヤッホー！」

実際に言葉にすることはできなかったのですが、そんな気分でした。

家に帰って最初にやったのは、鍵を開けたり閉めたりの練習です。旦那が教えてくれました。戸締まりさえできれば、ひとりで出かけられるからでしょう。

次に、一週間分の薬を管理するためのピルケースを買いに行きました。退院した頃は三種類の薬を飲んでいたので、飲み忘れないようにするためです。十年以上が過ぎた今は、降圧剤だけを飲んでいますが、ピルケースは現役です。

退院したばかりの頃は、買い物をするのもひと苦労でした。

近所の八百屋さんは顔馴染みなので、代金を支払う時はお財布ごと渡してしまいます。お店の人は、私がお金の計算が苦手なのを心得ているので、代金をお財布から出して、おつりもちゃんと入れてくれます。

スーパーではクレジットカードが使えるし、店員さんと話さなくてもいいので困ることはありません。

問題は、商店街で突発的に買い物をしたくなった時です。ある日、いつもとは違う小さな八百屋さんに入った私はセロリを見つけました。「そうだ、今日はラザニアにしよう！」と思いついて、玉ねぎとニンジンを買い足そうとしました。

この店にはレジがなく、昔のように、お金をその場で店員さんに渡して商品を受け取る仕組みです。「○○円です」と八百屋さんは言ったのですが、うまく聞き取れなかった私は「七百円かな？」と思って五百円玉と百円玉二枚を渡しました。

八百屋さんは笑って「そんなにいらない」と返してきました。どうやら五百円以下だったみたいです。

レジがないお店だと、とたんに買い物が難しくなることがわかったので、次からは千円札を渡すことにしました。これでもう大丈夫。どこでも買い物ができます。

鶏肉専門店で注文するのも大変でした。

「もものきりみさんびゃくぐらむ」なんて、難しくて私には無理。私にできるのはガラス越しに肉を指さして「さんびゃく」と言うくらい。ですから、時々変なこともやらかします。

「ひき肉ください。五キロ」

「五キロ!?」

「いや、五十」

「はあ？」

いつも「さんびゃく」ばかりだったので、たまには五百グラムに挑戦しようと思ったのですが、見事に玉砕してしまいました。

買い物が終わるとテレビを見ます。リモコンのボタンを押せば字幕が出てくるので、言語の練習になるのです。私は字幕を読むのが遅くて画面のスピードに追いつかないので、リモコンの一時停止ボタンを何度も押して、ゆっくり読んでいます。

一度、旦那に言われたことがあります。

「テレビばっかり見てないで、音楽でも聴けばいいじゃない」

旦那は全然わかっていません。英語の〝スピードラーニング〟のように、膨大な量の日本語を浴びるように聞いたり読んだりしなければ、私はすぐに日本語を忘れてしまうのです。

こうして私は、以前はまったく見なかった幼児番組やドラマを繰り返し見るようになりました。ウチのブルーレイのハードディスクはいつも満杯です。

退院してまもない五月、家に遊びにきた友達から、「いま、江の島ではしらすが旬よ」と聞きました。おいしそう！

「そうだ！　ひとりで江の島まで電車で行って、しらす丼を食べてこよう！」と思いつきました。中央線で新宿まで行って湘南新宿ラインに乗れば、海が見えるはずです。

ところが、いつまで経っても海が見えません。途中駅の名前が全然わからないので、まるで海外旅行のように、どこに向かっているのか見当がつきません。

すると「大宮~、大宮~」というアナウンスが聞こえてきました。大宮には聞き覚えがあります。江の島とは逆方向だということもわかります。

湘南新宿ラインのくせに大宮に行くとは、なんたることでしょう！

しらす丼が夢と消えた私は、とぼとぼと自宅に戻りました。初めてのおでかけは、まだ少し早すぎたみたいです。

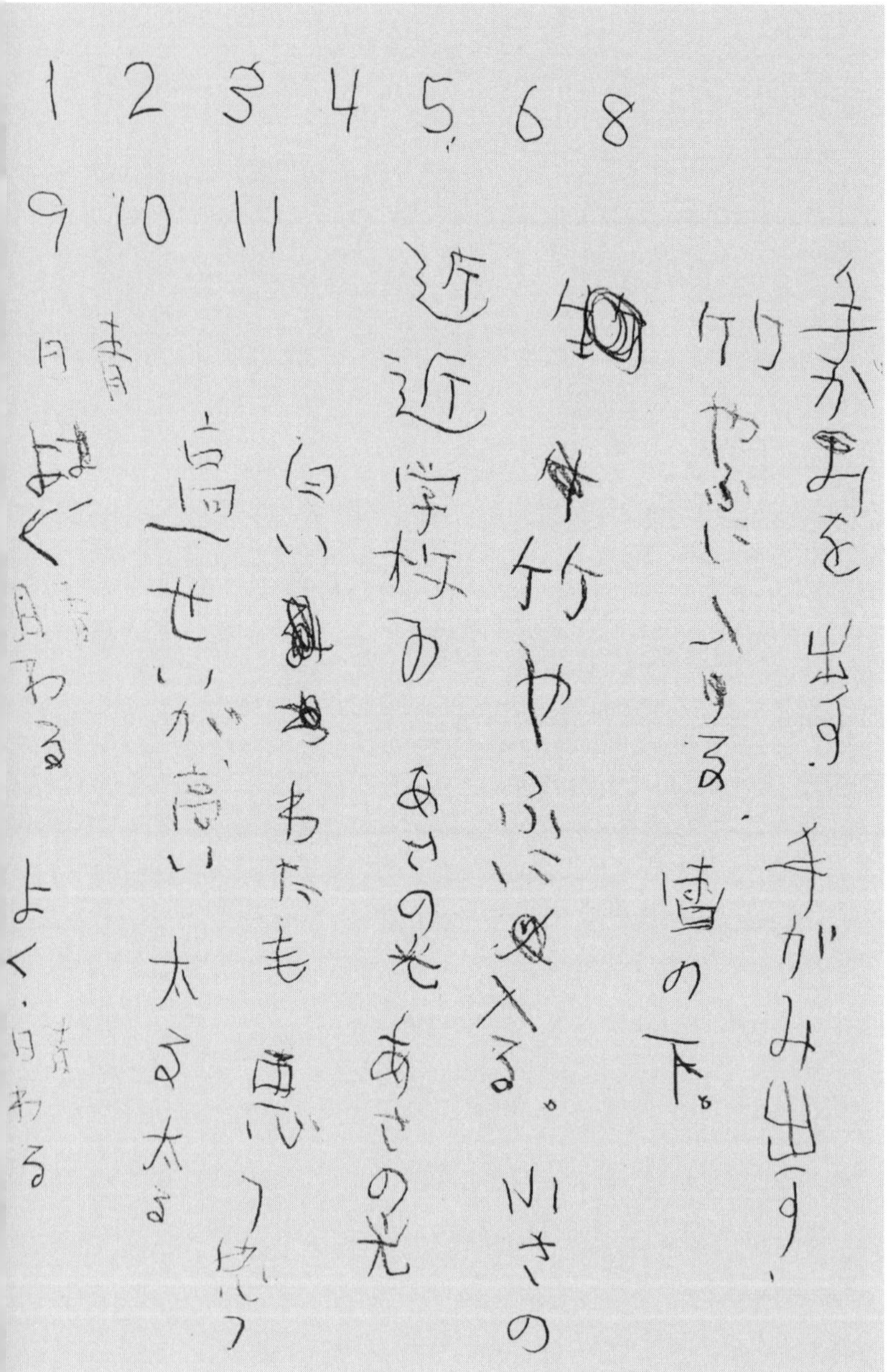
1 2 3 4 5 6 8
9 10 11
手がみを出す。手がみ出す。
竹やぶに入る。雪の下。
竹やぶに入る。小さの
近 近学校のあさのあさの光
白いあたま 思 思
高いせいが高い太る太る
日青 よく 日青わる よく。日青わる

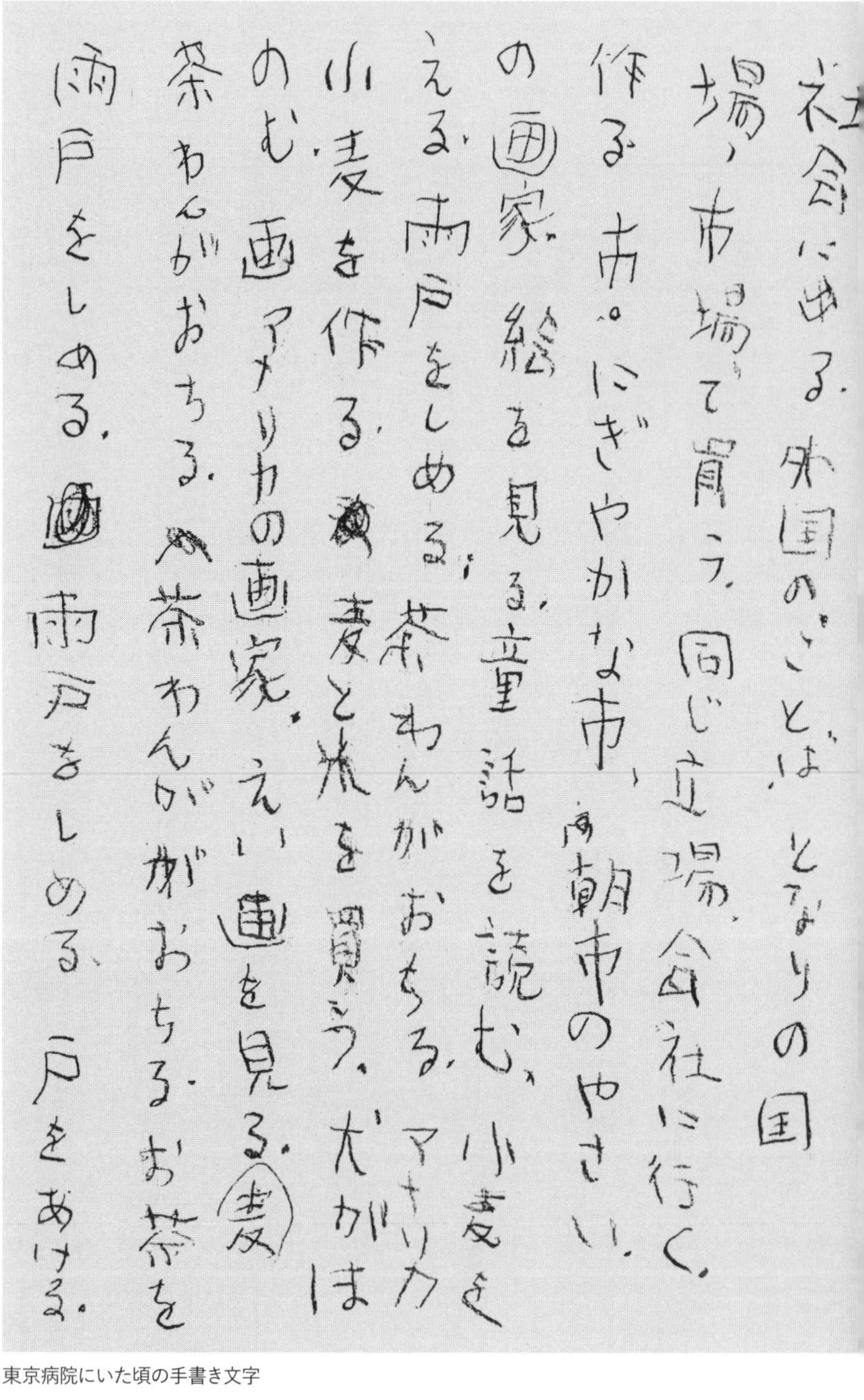
社会に出る。外国のことば となりの国
場、市場で買う。同じ工場、会社に行く。
作る市。にぎやかな市、朝市のやさい。
の画家。絵を見る。童話を読む。小麦を
える。雨戸をしめる。茶わんがおちる。アメリカ
小麦を作る。麦と米を買う。犬がは
のむ。画アメリカの画家。えい画を見る。麦
茶わんがおちる。茶わんがおちる。お茶を
雨戸をしめる。雨戸をしめる。戸をあける。

東京病院にいた頃の手書き文字

第五章　スペシャルセラピスト

右手の握力が二倍に

退院後の私は、先にもふれたように、引き続き週二度の割合で東京病院に通い、言語聴覚療法と理学療法のリハビリテーションを受けることになりました。洗濯も掃除も買い物も料理も、家族の力を借りればなんとかなるので、作業療法はめでたく卒業です。

東京病院へは旦那がクルマで送迎してくれたのですが、片道五十分はやはり遠く、本格的に仕事を再開した旦那にも負担をかけてしまいます。

そこで近所のリハビリテーション病院に移ったのですが、私とはどうも相性が悪かった。困っていると、和裁教室で知り合った加藤光子さんが「理学療法士（フィジカル・セラピスト）なら、素晴らしい先生がいるわよ」と教えてくれました。元東京大学医学部附属病院の譲矢正二《ゆずりやまさじ》先生です（加藤さん経由で東京病院のことを教えてくださったのも譲矢先生でした）。数年前に加藤さんの肩の痛みを取り去ってくれた方だとか。

「当時の私は母の介護をしていたんですけど、とにかく腕が二十四時間ずっと痛くて手も上がらず、何もできない。近所の病院に行ってもラチが明かない。それで主人に頼んで東大病院の整形外科に行きました。MRIを見た先生は手術の必要はないと判断して、近所の病院に通うことを勧められたのですが、私が断固拒否したので、『だったら、東大病院のリハビリテーション科にいい理学療法士がいますよ』とご紹介いただいた。それが譲矢先生です。譲矢先生は三月末に退職することが決まっていたのですが、『毎日通っていただけるのであれば、三月いっぱいまでに治してみせます』と自信満々。『周りの筋肉を鍛えればいいだけの話ですから、固まっちゃってる筋肉を負担なくほぐします。ちょっと痛いですけど』とおっしゃった。三月十五日くらいから二週間の間に五回くらい通って、本当に治して下さいました」（加藤光子さん）

東大を退職した直後の二〇〇八年四月、譲矢正二先生は埼玉県久喜市鷲宮のご自宅に「わしみや治療院」を開業しました。東大病院でも有名だった腕利きのセラピストならば、東京で開業しても経営に困ることはなかったはずですが、高い家賃を払えば、多くの患者さんを診なくてはならず、患者さんにじっくりと向き合う時間が取れないとお考えになったそうです。ごく普通の住宅街にある治療院には、遠くから患者さんが通ってきます。

私は二〇一〇年から二〇一五年までの約五年半、二週間に一度くらいずつ「わしみや治療院」に通って、ずいぶんと身体を動かせるようになりました。

この本の取材のために、久しぶりに「わしみや治療院」を旦那とふたりで再訪しました。奥様でやはり理学療法士の恭子さんともども少しもお変わりなく、とてもお元気そうです。

ありがたいことに、譲矢先生は私のカルテをすべて見直して詳細なメモを作ってくださっていたので、メモを見ながらお話を伺いました。

●初診　平成22（2010）年6月18日。くも膜下出血　発症平成21年11月22日
平成21年12月手術。脳梗塞。右片麻痺。言語障害。感覚性失語？　リハビリテーション入院。ゲルストマン症候群。運動機能評価 stage 上肢4　下肢5
右肩　屈曲120度　伸展45度　外転70度。握力　右9・7kg　左22・7kg

私　先生、ゲルストマン症候群って何でしょうか？
譲矢　失書、失語とも言います。左右失認といって左と右がわからなくなる。「左手

の人差し指を出してください」と言っても違う指が出てきたり、「右手の人差し指で右の頬をさわってください」と言ってもちんぷんかんぷんだったり。

私　ああ、とてもよくわかります。そういえば、いまの私が一番困っているのが手袋をはめる時なんです。手袋に指を入れようとしても、どこかの指が二本重なってしまって入らないことがよくあります。暗い部屋で照明のスイッチを押すのも難しい。

譲矢　見えていれば簡単にできることでも、目をつぶるといきなり難しくなります。ポケットの中からコインを取り出すのは見えないから難しいし、手をうしろに回すと、突然使いにくくなる。運動が戻るのは早いけど、感覚が戻るのは遅いと言われてます。

旦那　運動と感覚ですか！

譲矢　歩く時に足を動かそうとするのが運動で、足が地面についてるかどうかを確認するのが感覚。

私　わかるなあ。

譲矢　運動は脳から足へ行く。感覚は足から脳へ戻ってくるんですね。

旦那　彼女は右手でジャンケンのチョキを作ろうとしても、ずっと親指を曲げられなかったんです。

譲矢　指の分離は、そもそもすごく難しいことなんです。いま見るとちゃんとできてますけど、小指の方がまだ不充分かな。たとえば、ボールを握るのと豆腐を握るのとでは感覚が違うじゃないですか。豆腐を強く握ればぐちゃっとつぶれちゃう。握ることはある程度できているけど、感覚の部分がまだ完全には戻ってないんですね。（自分の指を私に握らせて）こうやってギュッと握っても、見ているうちはいいんだけど、何かに気を取られた途端に離しちゃう。我々が、何かを手に握っている時には、手に感覚があるから、他のことをやっていてもそのまま握っていられるんだけど、ちなみさんの右手はウソの握りだから、左手で何かやっていると、途端に右手の力が抜けちゃうことがあるでしょ？

私　買い物のガラガラ（ショッピングカート）を引っ張っていても、時々離しちゃいます。

譲矢　やっぱりそうなんだ。普通は感覚があるから離さないものなんです。深部感覚っていうんですけどね。表在感覚と深部感覚のふたつがある。「冷たい」や「熱い」は表在感覚。もっと中の、指が曲がっているかとか、ちなみさんがいま握っている私の指が二本なのか三本なのかが見なくてもわかるとか、そういうのが深部感覚です。たとえば、私がちなみさんの手に指で数字を書く。1とか3とか。それがわかるのは表在感覚ではなく、じつは深部感覚なんですよ。深部感覚がまだ戻っていないんでしょうね。でも、だんだん戻ってきますよ。時間がかかるのはしかたがない。感覚の問題なので、末端に触って脳に戻すしかない。感覚を取り戻すのは難しいんです。

私　はい。

譲矢　ボールペンを足で踏んだ時に、足裏のボールペンが縦になっているのか横になっているのかも表在感覚ではわからない。深部感覚なんです。ただ、いま見ると足指もちゃんと上げられてるから、運動神経はちゃんと戻っている。あとは深部感覚だけだと思います。

さて、わしみや治療院の診察室には二台のベッドが置かれているのですが、特徴的なのは、天井から赤いロープが吊り下げられていること。伸縮自在のロープの先は輪になっていて、手足を乗せたり、頭を乗せたりします。私も散々お世話になりました。

譲矢先生、これは何ですか？

「スリングとかレッドコードなどと呼ばれているんですけど、要するに重力に逆らった状態を作り出すロープ。宇宙に行ったみたいにね。筋力が落ちている人は、手を動かそうとしても重力があるから重くて上げられない。でも、レッドコードで支えてあげれば、重力に逆らって腕を持ち上げるだけの筋力がなくても、左右に振る運動がで

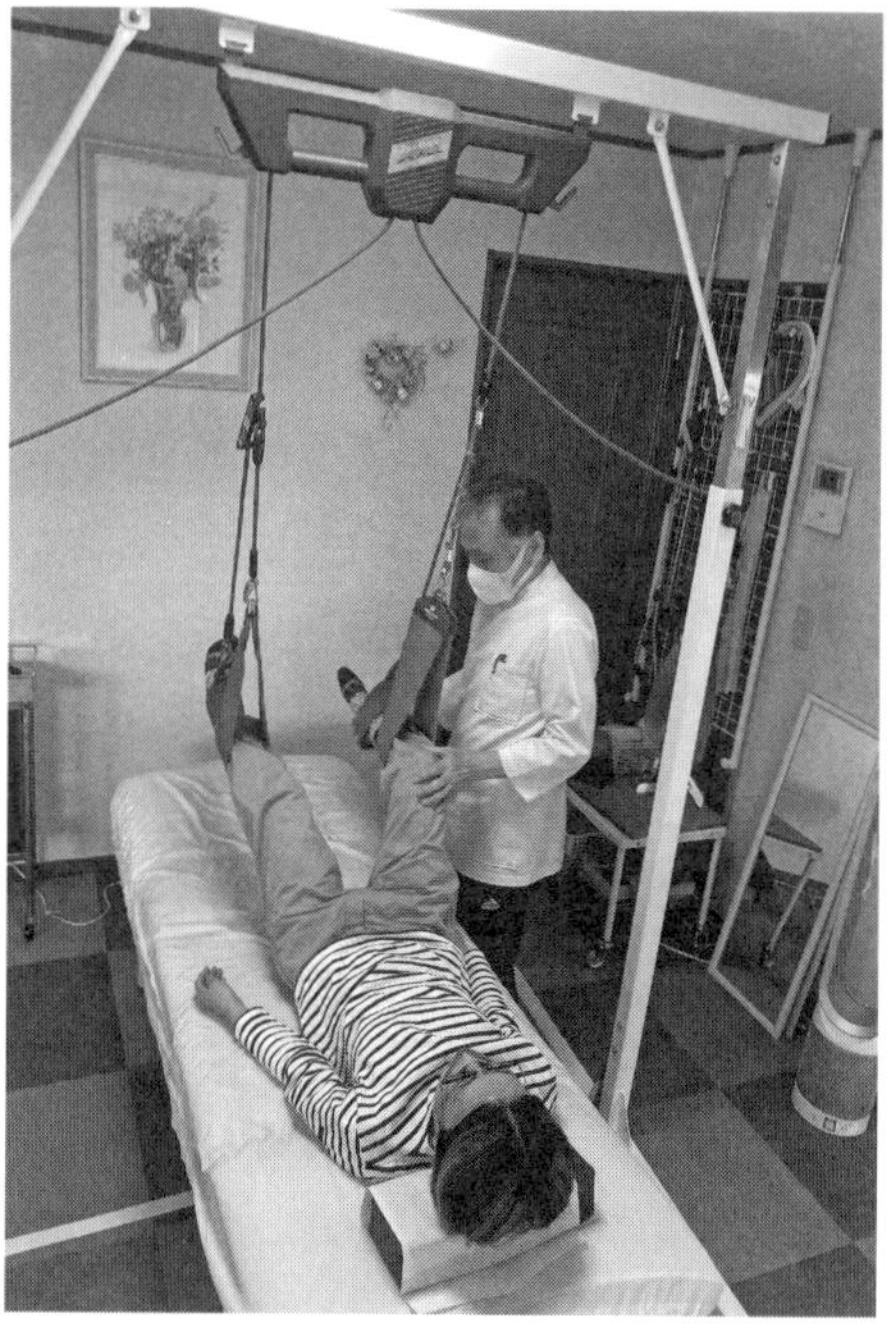
レッドコードを使ったリハビリ

きる。レッドコードを足で押したりすると、筋力強化もできるんですよ。
　レッドコードは、もともとはノルウェーのノルディックスキーの選手が筋力強化のために使っていた器具。寝た状態で、ロープの輪に足を通してガッと押し下げると、お尻がグッと上がるでしょ？　そうやって身体の後ろを鍛えたり、足を乗せてブラブラにした状態で腹筋をしたりする。ノルディックスキーのためのトレーニング器具を、身体の不自由なお年寄りの介助に転用したんです。いまではスキー選手のトレーニングよりもリハビリテーションに使うことの方が多いでしょうね。選手の筋力強化のための器具はほかにもいっぱい出てきたから。
　私は二十数年前にノルウェーに研修に行ってきたんですよ。あそこは福祉の国だから、国王が国民ひとりひとりにレッドコードを貸与してくれるんです。子どもたちもジャングルジムみたいに使うし、老人ホームでも病院でもどこでも使っています。凄いなと思った。日本ではまだそこまで行ってない」

譲矢先生のメモによれば、私は二週間に一度の頻度でわしみや治療院に通い、先生の指導でレッドコードやトレッドミル、フラフープ、五百グラムの重さのボールを持って腕をグルグル回す運動をやっていました。二〇一〇年十月七日の握力は右が十九・一キロ、左が二十四・二キロ。なんと、右手の握力が三カ月半で二倍になっていました。譲矢先生、凄いですね！

「ちなみさんが『握力が強くなった』とおっしゃるから測ってみただけで、手のひらや指を鍛える運動は一回もしていません。握力を強くするためには腕が動かせないといけない。握力だけ鍛えてもダメなんです。逆に、肩を回す運動をすることで、指先の動きがどんどん出てくる。ちなみさんは五百グラムのボールを持って肩をグルグル回す運動を自宅でも相当やってくれたはず。肩を動かそうとすると、身体全体の重心が動くから、足も地面を蹴る。手の指先から足の指先まで、全体がつながって動く感じが大事なんです。台所に立ち続けて、ずっと料理を作っていたこともよかったんじゃないでしょうか。

私が治しているわけではなく、痛みをとってあげて、動きが良くなると、次に来た時には良くなっている。

腰痛を訴える人で、実際に腰に問題を抱えている人はほとんどいません。腰を触っても痛くない。器質的な疾患のヘルニアとかがあれば話は別ですけど、ないことの方が圧倒的に多い。足の上がりが悪かったり、膝に問題があったりと、他に原因がある場合が八割以上。腰自体が悪いわけではないので、腰だけを揉んでも腰痛が改善することはありません。腰が『痛いぞ!』と悲鳴を上げているだけ。たとえば足が弱い人は腰にきます。足の使い方に問題があるので、足先から治療していけば腰は勝手に良くなります。腰自体の治療はほとんどやらなくても、お風呂に入って温めておけばいい。肩こりも同じです。体幹の問題ですから。運動は連鎖しているんです」

私が「わしみや治療院」に通ったのは約五年半。二〇一六年一月に当時中学二年生の娘が大きな手術をしたこともあって、以後はすっかりごぶさたしてしまいました。

譲矢先生が作ってくださったメモを見せていただくと、当時の私ができなかったことや、トレーニングの内容が目に浮かびます。

そうそう。右手親指と人差し指でマルを作ることも、片目をつぶってウィンクをすることも、股関節が硬くてあぐらをかくこともできなかった。右手に何枚かのコインを握っておくことも、大きな声を出すことも難しかった。電車の中で転んで座骨部を打って痛かったことも、腰痛が出たことも、足の指に痛みが出たこともありました。

わしみや治療院では、レッドコードを使った四つん這い運動も、四肢の関節可動域を広げる訓練も、右手で鉛筆を使う練習も、あぐらをかく練習もしました（あぐらは、この時はまだできませんでしたが、その後、ヨガを始めて今はやっとできるようになりました）。体幹とインナーマッスルを鍛える電動乗馬フィットネス機具ＪＯＢＡに乗るのが楽しくて、「ほしい！　家でも乗りたい！」と旦那にねだったのですが、スペースもお金もない（十五万円くらいする）と反対されてあえなく撃沈したことも思い出しました。

スペシャルセラピストのお蔭で、私の身体はずいぶんと動くようになりました。それでも私の右手や右足には、まだ改善の余地が多いとのこと。また時々わしみや治療院にお邪魔して、トレーニングをお願いしたいと思っています。

第六章　私のサリバン先生

紙のキーボードでパソコンの特訓

二〇一〇年四月に東京病院を退院したものの、近所のリハビリ病院の言語聴覚士の先生とどうしても合わなかった私は、言語のリハビリに関しては、主にテレビに頼ることにしました。

初期の頃に見ていたのは「にほんごであそぼ」というNHK Eテレの幼児番組です。字幕が出てくると、リモコンの一時停止ボタンを押してノートに書き写します。

料理番組もよく見ました。砂糖という漢字を書き写すのは画数が多くて大変だったことを覚えています。しかも当時は「さ」「と」「う」という三つのひらがなと、砂糖という二つの漢字がなかなか結びつかず、何が何やらわかりませんでした。

家族とのコミュニケーションは問題なく取れていましたが、やがて私はひとつの疑問を持つようになりました。もしかしたら、私の日本語力がアップしたのではなく、旦那や子どもたちの理解力がアップしているだけなのでは？

やはり、ちゃんとした言語聴覚士の先生に、改めてトレーニングをお願いした方がいいのではないか、と考えた私は、長年家族でお世話になっているお医者さま（漢方薬を処方する先生です）に、言語聴覚士の先生を紹介してほしい、とお願いしました。

「どうして近所のリハビリテーション病院じゃダメなの？」

ついに私は、本当のことを言わなくてはならなくなりました。

「あそこの先生には、才能がないんです」

私の言葉に納得してくれたのかどうか、先生は言語聴覚士の小嶋知幸先生を紹介してくださいました。千葉県市川市で市川高次脳機能障害相談室を主宰されている小嶋先生は、武蔵野大学大学院人間社会研究科の教授でもあり、『失語症のすべてがわかる本』（講談社）など、多くの編著もある方です。

二〇一二年十一月一日、私は旦那とふたりで市川高次脳機能障害相談室にお邪魔しました。本八幡《もとやわた》駅までは中央線と総武線を使って約一時間かかりますが、駅から近いので、ひとりでも通えます。

初めてお目にかかった小嶋先生はニコニコしていて、初対面の患者を安心させてくれるありがたい先生でした。

今回、本書のために、多忙な小嶋先生にインタビューをお願いして、当時の私の失語症の状態と、私が受けた治療（セラピー）について伺いました。

標準失語症検査の実際の検査結果。右の「書く」の点数が低い。(日本高次脳機能障害学会 編集、日本高次脳機能障害学会 Brain Function Test委員会 著:標準失語症検査改訂第2版(Standard Language Test of Aphasia: SLTA). 新興医学出版社、東京、2003)

標準失語症検査プロフィール(A)

氏名 清水 殿
実施 2012/12/13

第1回 —— 2012/12/13
第2回 ——
第3回 —— 市川高次脳機能障害相談室
第4回 —— 代表 小嶋知幸
第5回 —— TEL/FAX 047-378-0781

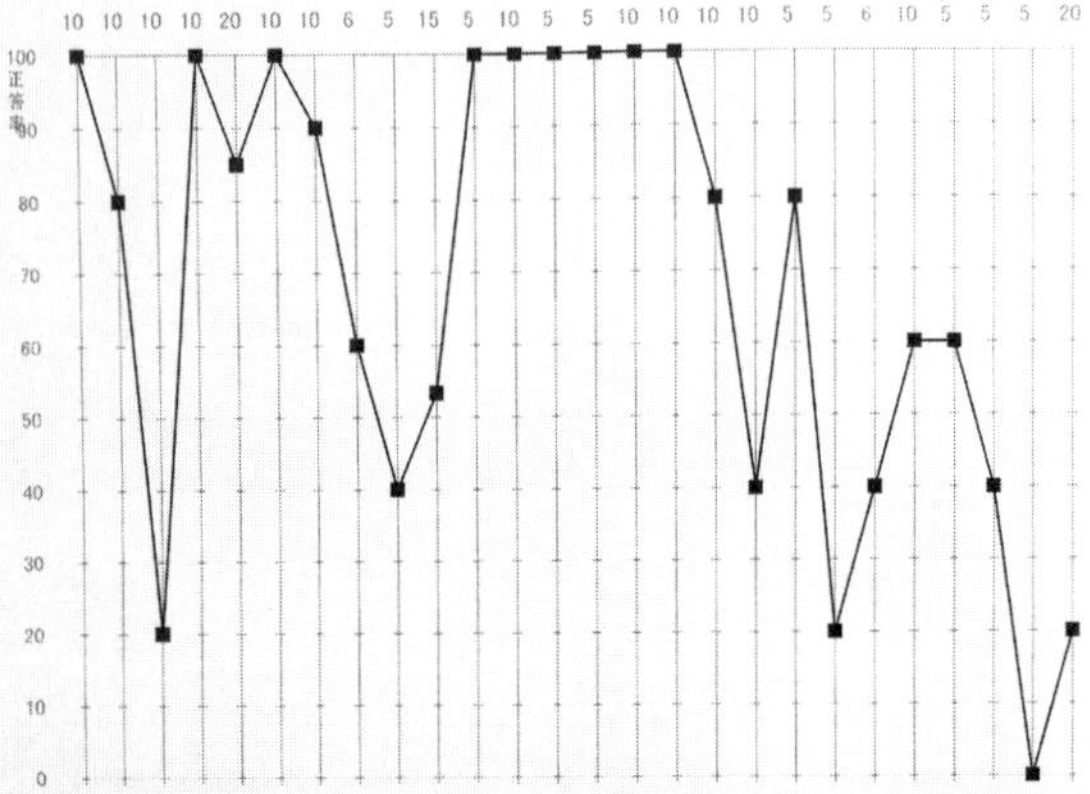

下位検査		1 単語の理解	2 短文の理解	3 口頭命令に従う	4 仮名の理解	5 呼称	6 単語の復唱	7 動作説明	8 まんがの説明	9 文の復唱	10 語の列挙	11 漢字・単語の音読	12 仮名1文字の音読	13 仮名・単語の音読	14 短文の音読	15 漢字・単語の理解	16 仮名・単語の理解	17 短文の理解	18 書字命令に従う	19 漢字・単語の書字	20 仮名・単語の書字	21 まんがの説明	22 仮名1文字の書取	23 漢字・単語の書取	24 仮名・単語の書取	25 短文の書取	26 計算
		I.聴く				II.話す										III.読む				IV.書く							V.計算
6段階評価	6	10	8	2	9	15	10	8		2		5	9	5	4	9	10	6		3	1		6	3	2		
	5				1	2		1					1		1	1		2	4	1							
	4			3					4		8										2	3			1	3	正答
	3		2	2						1								1	2	1	1			2	2		
	2					1															1						
	1			3		2		1	段階	2	語数							1	4			段階	4				
中止																											
正答	段階6・5	10 /10	8 /10	2 /10	10 /10	17 /20	10 /10	9 /10		2 /5		5 /5	10 /10	5 /5	5 /5	10 /10	10 /10	8 /10	4 /10	4 /5	1 /5		6 /10	3 /5	2 /5	0 /5	4 /20

註 10.「語の列挙」は15語を100%とした

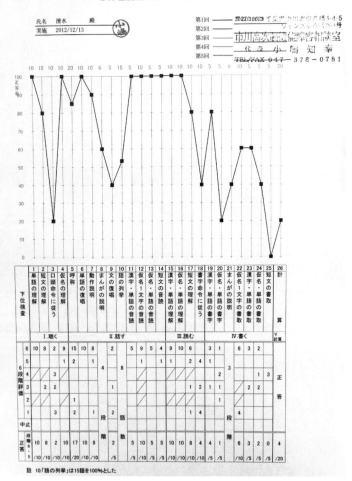

「初めてお会いした時の清水さんは、ご自身の職業のことも説明できていたし、そんなに悲観的な印象ではありませんでした。でもまさか本を書くようになるとは思いませんでしたが（笑）。

最初にやった標準失語症検査（ＳＬＴＡ）の結果を見ると『書く』の項目がちょっと低かったですね。失語症の方が書けない理由はいろいろあります。書きたい内容が全然思い浮かばないこともあるし、内容は思い浮かんでも、どんな単語を使えばいいかわからないこともある。清水さんの場合は、単語はそこそこ浮かんでくるんだけど、綴りを思い出して正しく並べるのが大変でした。専門用語を使うと、音韻処理能力がネックになっていたんです。

たとえば『たなばたと漢字で書いてください』と言われた場合、例の笹飾りのイメージと一緒に『七夕』という漢字が思い浮かぶ。そういう脳の回路は比較的壊れにくい。ところが、『たなばたと平仮名で書いてください』と言われると、途端に困ってしまう。言葉の意味はわかるのに音や綴りが『たばなた……たばなばたば……』となってしまう。そこが清水さんの障害ポイント。音がバラバラになって、一文字目はなんだっけ？　二文字目はなんだっけ？　と、ごちゃごちゃになってしまう。日本語で文章を書く場合、どうしても仮名の部分があるので、ちゃんとした文章で日本語を綴るとなると、音韻と仮名の処理ができないとダメなんです。そこがものすごく大変だったんですよ。実際『デザイナー』と言おうとして『ゼダイダー』と言ってしまったという記録が残っています。

それに対して漢字は必ずしも音を必要としません。『昨日はどこに行ったんですか？』という質問に答えようとしても、まったく音韻が思い浮かばないような重度の失語症の方が、紙に『市川』と漢字で書けたりします。『奥さんはお元気ですか？』と質問しても全然ピンとこない患者さんでも、『妻、元気？』と紙に書いて見せると理解できる。『還暦』みたいな難しい漢字も書けるのに『かんれき』という音や仮名が出てこない患者さんもいます。

漢字を見れば理解できるのに、音で聞いてもわからない。当然仮名を見せられてもわからない。音韻と仮名はガラス細工のように精密で壊れやすい。だからこそ、多くの失語症の方は仮名を難しいと感じるのですが、清水さんの場合は、比較的きれいにそこだけが目立ったタイプ。ほかは割と良かったですよ」

小嶋先生によれば、失語症セラピーには理論はあっても、誰にでも使えるマニュアルがあるわけではなく、常にオーダーメイドなのだとか。実用的な言葉は一切出てこないのに、聖書の言葉や落語はスラスラ言えるという例もあるそうです。脳の壊れ方が人によって異なるからでしょうね。

音韻が苦手な私のために、小嶋先生は、いろいろな方法を考えてくださいました。

「漢字と平仮名をセットにして、頭の中で結びつけて下さい。『雨のあ、雨のあ』と何回か言いながら練習してみましょう」

初回は「雨のあ、犬のい、内山のう、絵のえ、太田のお」でした。内山さんと太田さんは私の知人です。私が覚えている言葉なら、音韻と結びつけやすいだろうというお考えからでしょう。

五十音がひと通り終わると、今度は「がぎぐげご」「学校のが、銀行のぎ、グミのぐ、原稿のげ、胡麻のご」。最後は確か「脈のみゃ、苗字のみょ、留学のりゅ、旅行のりょ」だったはず。

小嶋先生の記録によれば、私が「パソコンを使いたい、キーボードを打ちたい」と言い出したのは市川高次脳機能障害相談室に通い始めて半年ほどが過ぎた二〇一三年四月十八日だったそうです。

私が「ノートのメモも書けないし、パソコンもできません」と訴えると「パソコンはローマ字入力だったんですか?」と小嶋先生。

「はい。でも、いまは全然できません」

パソコンで文字を書く練習に使った紙のキーボード

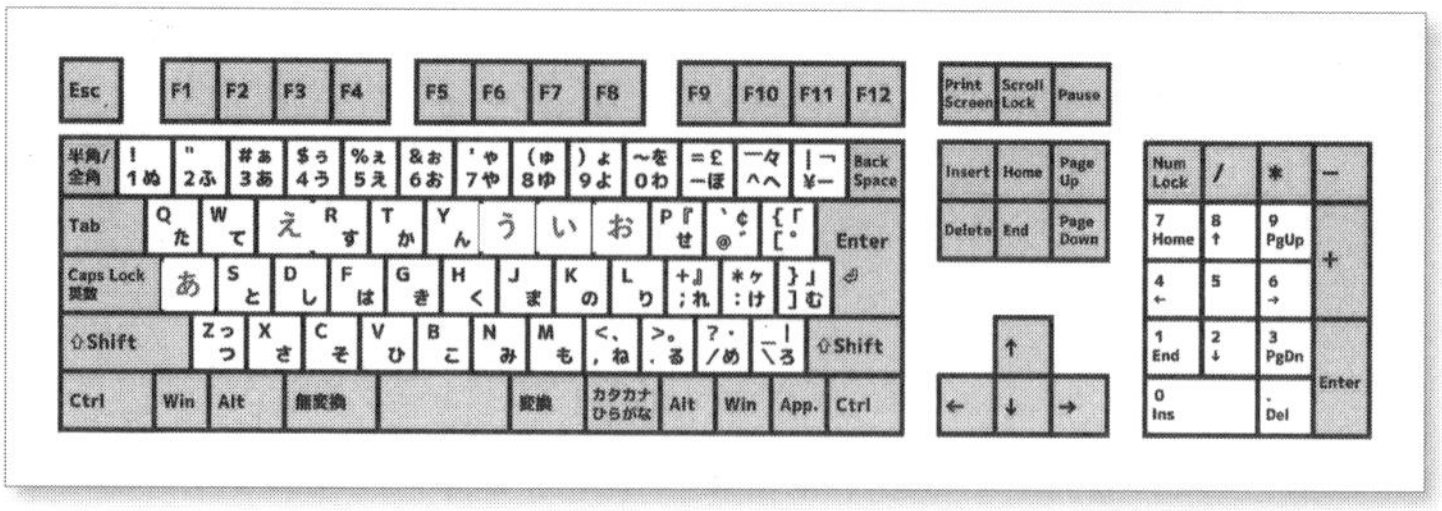

「やってみましょうか。基本はあいうえおで、かきくけこだったら『KA』『KI』『KU』『KE』『KO』とKを前につければいいだけですから」

私が初めてキーボードに触ったのは大学生の時。タイプライターの授業があって、「F、J、F、J」と両手の人差し指でタイプすることから始めたことを覚えています。大学卒業後はコンピュータソフトの会社に入って中規模のシステムを担当し、「0」と「1」で構成されたプログラミング言語を読むという仕事をしていました。当初は自分のパソコンは持っていなかったのですが、「おじさん改造講座」の連載を『週刊文春』で始めた途端に、めちゃめちゃ忙しくなって、パソコン（PC－9800）とプリンタを導入しました。私は超高速のブラインドタッチでキーボードを叩くので、仕事部屋に取材にやってきたテレビのカメラマンは「嘘でしょ？適当にパラパラ打ってるだけですよね？」と、私が実際に原稿を書いていることをなかなか信じてもらえず、画面を見て驚愕《きょうがく》していました。

でも、いまの私は失語症。キーの位置から覚えなくてはなりません。

小嶋先生は、最初にパソコンのキーボードの画像をプリントアウトして「A、I、U、E、O」のところに、赤ペンで印をつけてくれました。

キーボードの画像と実際のキーボードを見比べれば、あいうえおの位置がわかります。もしかしたら、もう一度、パソコンで何か書けるようになるかもしれません。

「今週はさ、し、す、せ、そを練習しましょう」

小嶋先生は、再びキーボードの画像をプリントアウトしてくれて、今度は、A、I、U、E、OのほかにSのところにも赤丸をつけてくれました。

キーボードの絵の赤丸を探せば、「あいうえお」も「かきくけこ」も「さしすせそ」も打てます！　私は夢中で練習しました。

プリントアウトの枚数が増えてくると、机の周囲にマスキングテープでペタペタと貼りました。まるで飛行機のコックピットみたいでかっこいいのですが、やっていることは「パソコンで文字を書くこと」なのです。

パソコンで書く仕事を三十年くらいつづけてきたので、キーボードに触っているうちに、勝手に動くような気がします。実際に左手はずいぶん動くようになったのです

当時、パソコンで書いた日記

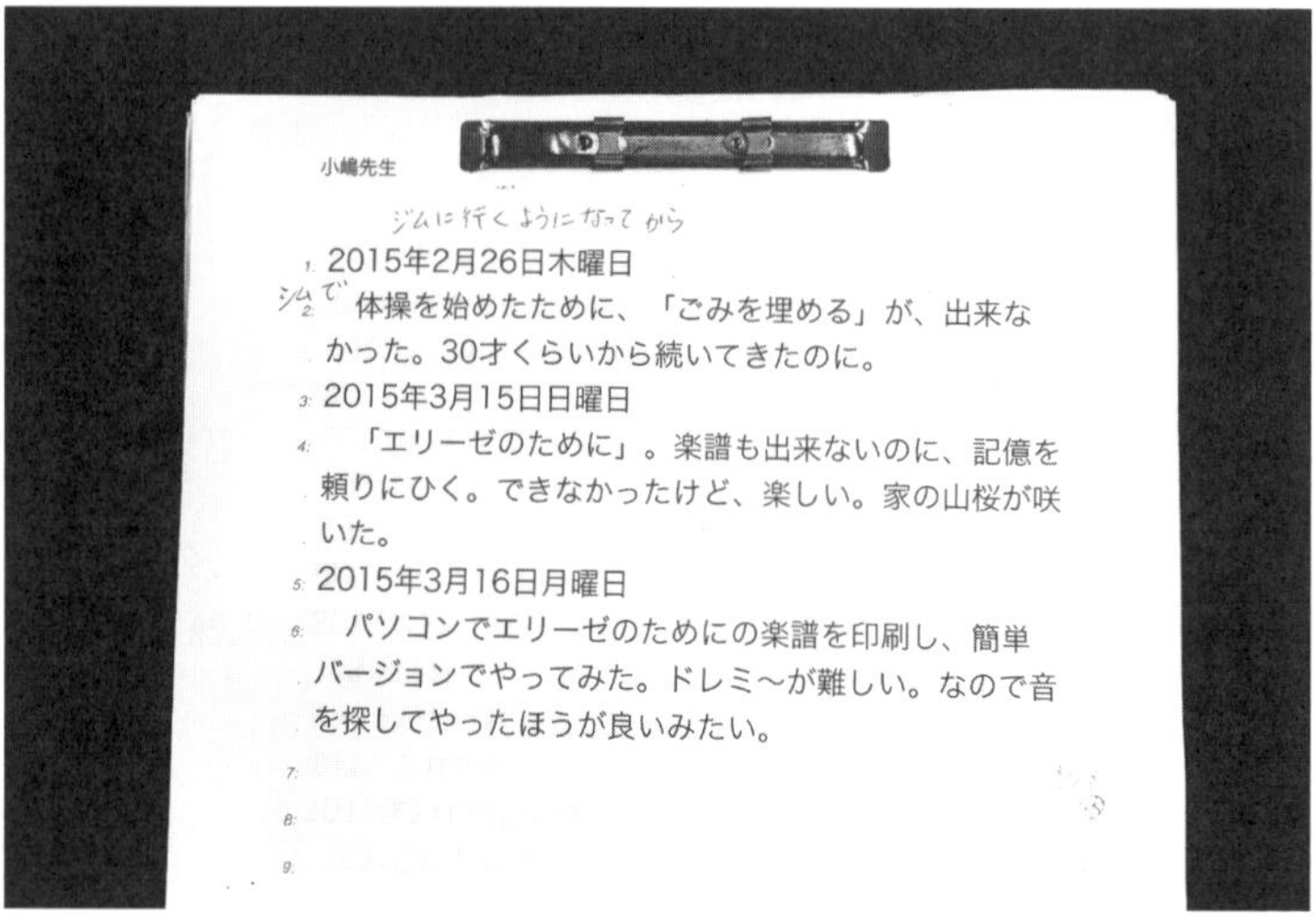
小嶋先生

ジムに行くようになってから

2015年2月26日木曜日

ジムで　体操を始めたために、「ごみを埋める」が、出来なかった。30才くらいから続いてきたのに。

2015年3月15日日曜日

「エリーゼのために」。楽譜も出来ないのに、記憶を頼りにひく。できなかったけど、楽しい。家の山桜が咲いた。

2015年3月16日月曜日

パソコンでエリーゼのためにの楽譜を印刷し、簡単バージョンでやってみた。ドレミ～が難しい。なので音を探してやったほうが良いみたい。

が、右手の指はどうしても反り上がってしまうので、人差し指だけを使いました。

五十音が打てるようになると、さらに小嶋先生は「がぎぐげご　GA　GI　GU　GE　GO」や、「きゃきゅきょ　KYA　KYU　KYO」のように、私にとって難しそうなものを表にして下さいました。

「私がワープロのキーボードの絵をプリントアウトして、あいうえおから場所を覚えましょうとやっているうちに、清水さんの調子がみるみる良くなりました。大きく崩れていた言葉とキーボードの対応が戻ってきて、ずいぶん打てるようになりました」（小嶋知幸先生）

宿題もたくさん出していただきました。

漢字の書き取りだったり、小学校の受験用の問題集を解いたり、自分の日記を書いて、先生と一緒に読んだり。じゅげむじゅげむ（寿限無）を覚えるとか、九九を覚えるとか、バラエティー豊かな問題がいっぱい出て大変でした。

私の本を読んでくださっている小嶋先生は「これは『おじさん改造講座』じゃなくてまさに『清水ちなみ言語改造講座』ですね！」と、楽しそうにおっしゃいましたが、実際に、私の言語能力は飛躍的に改造されていきました。

小嶋先生とのリハビリの最後に出された宿題が「クリちゃん」という根本進さんが描いた古い四コママンガです。戦後間もない一九五一年から一九六五年にかけて朝日新聞夕刊に連載されました。

小嶋先生によれば、この古い四コママンガは失語症患者の治療にとても向いているそうです。理由は、セリフがないこと。

「セリフのない四コママンガって『クリちゃん』以外にはないんです。セリフがないからこそ、絵がニュアンスに富んでいる。微妙な『ん?』という表情とかがとてもよくて、僕は回復が進んだ患者さんの訓練によく使っています。セリフのないマンガの内容を、患者さんに書いてもらうんです」

二〇一五年十一月、「おっとあぶない」というタイトルのマンガに私がつけた説明が残っているのでご紹介しましょう。

「おっとあぶない」

お父さんは風鈴をとりつけています。なつの風物ですね。縁側のちかくでは、クリちゃんとともだちの女の子がボールで遊んでいます。

すると、クリちゃんのボールがすっぽぬけ、風鈴をとりつけているお父さんのすぐそこにあたりました。

これはあぶない。

いちはやく行動するお父さん、つるすのをやめ、戸棚のなかへ。

何をするんでしょうね。クリちゃんも女の子も、不思議そうに見ています。

取り出したのは、とりかご。

音色もいいし、あぶなくないし、お父さん、考えましたね。

夏の風物詩である風鈴はガラス製で、ボールが当たると割れてしまいます。そこでお父さんは納戸から鳥かごを取り出してきて、風鈴を鳥かごの中に吊るして鳴らしました――。いかにも昭和らしい微笑ましい内容ですが、私も失語症患者にしてはなか

漫画「クリちゃん」を使った教材

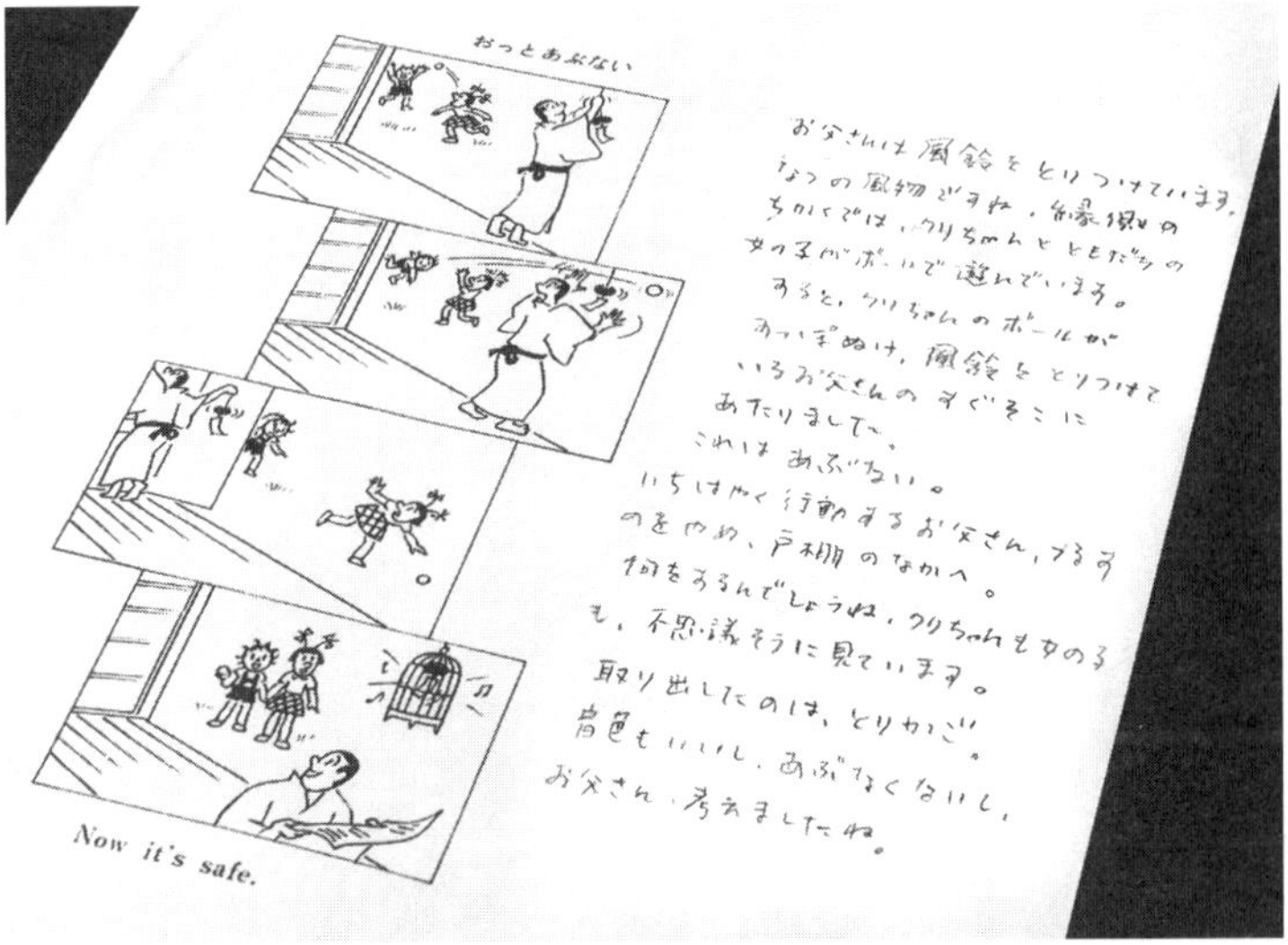

なか上手に説明していますね。

五章にも書いたように、二〇一六年一月に娘が重い病気で手術したこともあって、以後は市川高次脳機能障害相談室にお邪魔することはなくなりましたが、私にとっての小嶋知幸先生は、ヘレン・ケラーにとってのサリバン先生のような存在です。心から感謝しています。

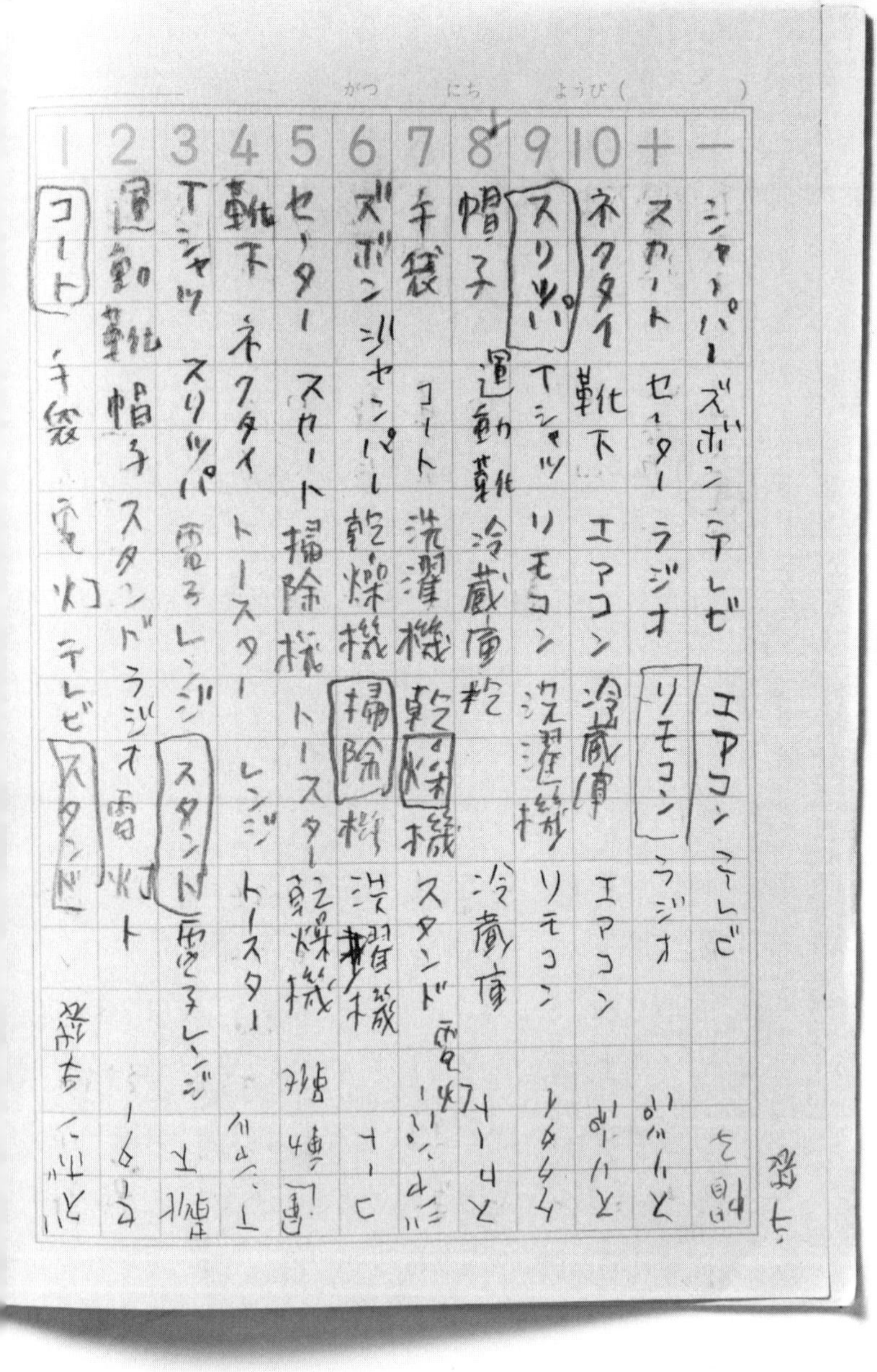
がつ　にち　ようび（　）
1 2 3 4 5 6 7 8 9 10 ＋ ー
ジャンパー ズボン テレビ エアコン テレビ
スカート セーター ラジオ リモコン ラジオ
ネクタイ 靴下 エアコン 冷蔵庫 エアコン
スリッパ Tシャツ リモコン 洗濯機 リモコン
帽子 運動靴 冷蔵庫 冷蔵庫
手袋 コート 洗濯機 乾燥機 スタンド 電灯
ズボン ジャンパー 乾燥機 掃除機 洗濯機
セーター スカート 掃除機 トースター 乾燥機
靴下 ネクタイ トースター レンジ トースター
Tシャツ スリッパ 電子レンジ スタンド 電子レンジ
運動靴 帽子 スタンド ラジオ 電灯
コート 手袋 電灯 テレビ スタンド

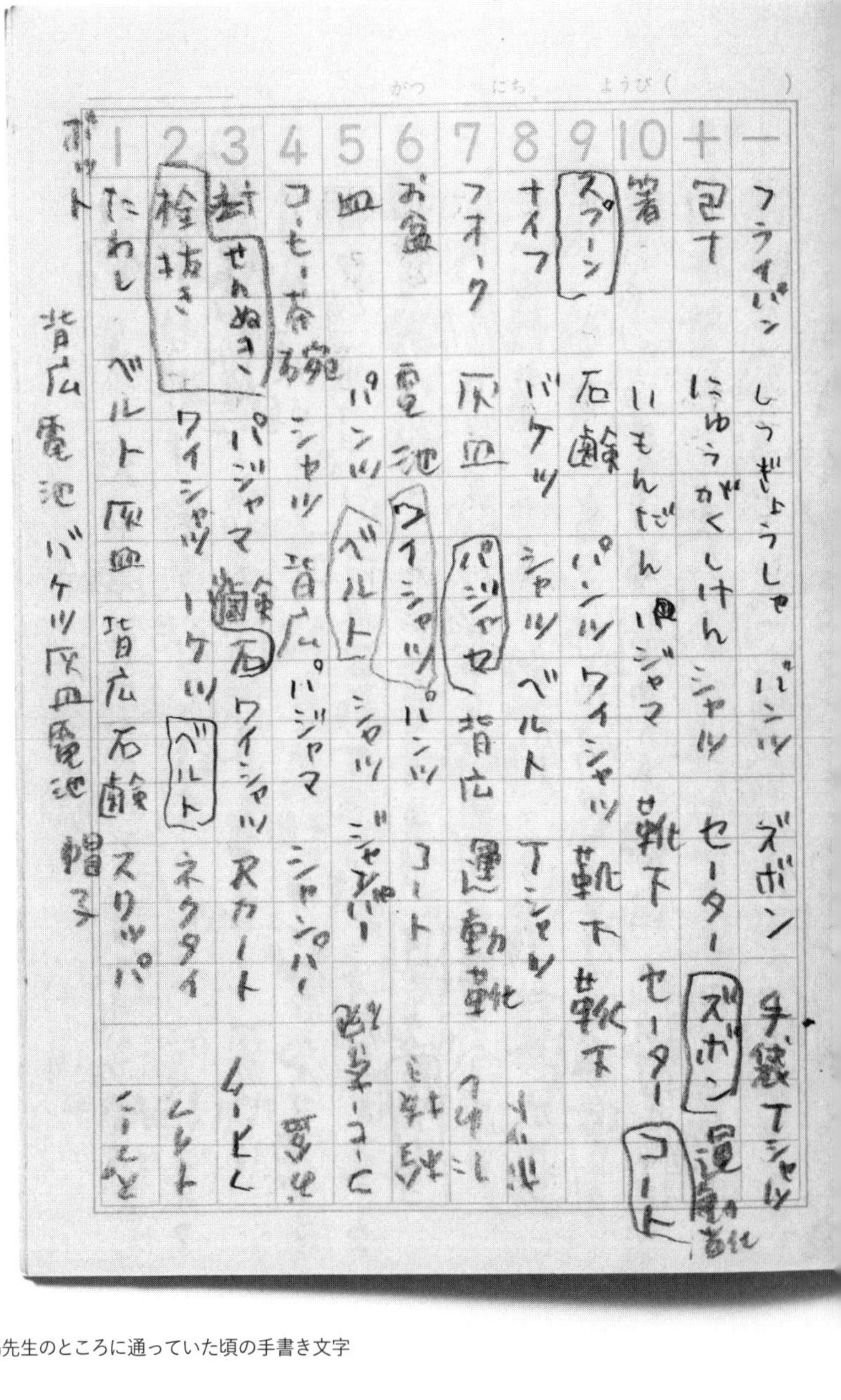

小嶋先生のところに通っていた頃の手書き文字

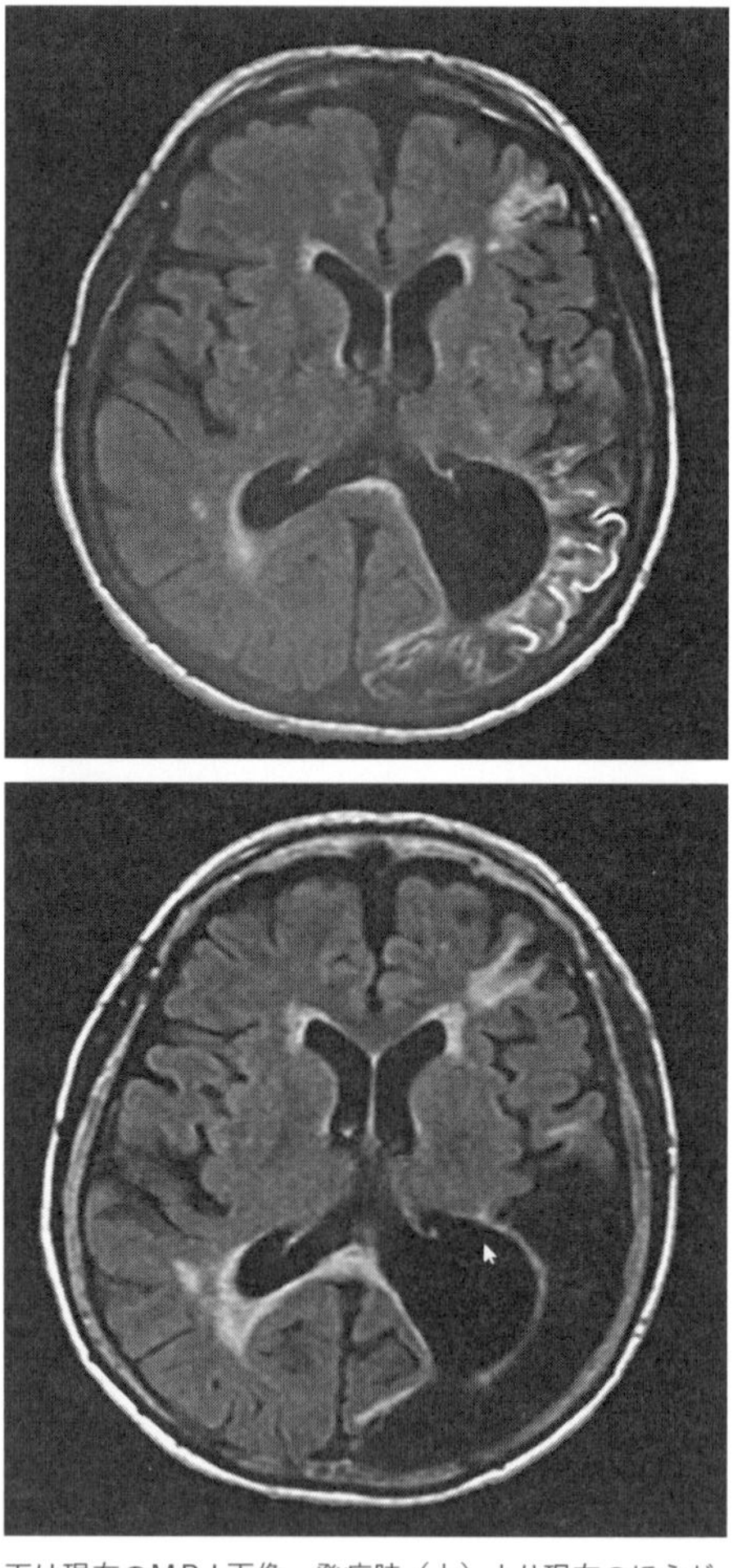

下は現在のＭＲＩ画像。発症時（上）より現在のほうが、黒い空洞が広がっている

終章　十年が過ぎて

結構楽しい私の日常

二〇一八年に私の担当医になっていただいた杏林大学病院（当時）の笹森寛生先生は、初めての診察の際に、私があまりにも普通だったのを見て驚いたそうです。一年に一度撮っている私の脳のMRI画像をあらかじめ見て、もっと話せない状態を想像していたのだとか。

「画像と回復の度合いが乖離《かいり》している、というのが第一印象です。壊死した脳細胞が回復することはないので、残存している脳が、失った機能を担っているということ。言語にしても手足を動かすにしても、脳は一カ所だけではなく、いろんな部分がチームを組んで連携して働いている感じなんです。チームの誰かがケガをして離脱して、それまでできたことができなくなった。でも、残ったメンバーでチームを再編成して、またできるようになろう、と。それを促すのがリハビリです。

ただ清水さんの場合、画像を見るとかなり広範囲で脳梗塞になっている。チームのひとりがケガで離脱したというよりも、メンバーのほとんどがいなくなってしまった

ような状態。脳のどこの部位がカバーして、ここまで良くなったのか、すごく不思議です」（笹森寛生先生）

お医者さまにも説明できないことが、私の脳の中で起こっていた。人間ってすごいですね。

東京病院を退院したあとも、しばらくは視野が大きく欠けていて、眼球も動かしにくかった。右手は震えるし、指先まで神経が通いません。右足先の感覚もまだ鈍い。ファスナーの開け閉めができるようになったのは二年後、髪をゴムで縛れるようになるまでには、五年以上かかったと思います。結局、私の右手の機能は元通りにはなりませんでしたが、料理も洗濯も掃除も買い物も、主に左手を使って不自由なくこなせているので、満足すべきなのでしょう。理学療法士、作業療法士の先生方のリハビリに感謝です。

ただ、くも膜下出血と脳梗塞の後遺症なのか、音に関してはかなり敏感になったような気がします。

先日、スマホを買い替えようと量販店に行きました。旦那がつきあってくれたので、私はサインをしたり住所を書くくらいでラクチンです。でも、カウンターの背の高い椅子でボーッとしていると、聞き慣れた量販店のテーマソングが繰り返し繰り返し耳に飛び込んでくるのが苦痛で、外に飛び出したくなりました。広い店内がガヤガヤする感じや、レストランで大きな声が飛び交うのがつらい。以前やっていたフラメンコも、踊ること自体は楽しいのですが、大人数が歌ったり騒いだりするのはやっぱり苦手です。

嗅覚も敏感になりました。雨が上がったあとの下水のニオイも我慢できないし、電車の中で近くにいる人の体臭がたまらないぞと思ったら、すぐに下りて次の電車を待ちます。人知れず頑張っている私です。

耳と鼻の話をしたので、目の話も書いておきましょう。

ひとつの物が二重に見える「複視」という症状を、私は三回も経験しています。最初は、クルマの運転中に目が見えなくなった二〇〇七年、二度目はくも膜下出血と脳梗塞を起こした二〇〇九年、三度目は二〇一九年の夏でした。

テレビのスイッチを入れようとしたら、なぜか液晶テレビが台形に見えたのです。

「なんだ？　テレビって四角じゃなくて台形だっけ？」

ちょうどテレビを新しくした一週間後でした。きれいな画面で東京オリンピックのマラソン日本代表を決める「マラソングランドチャンピオンシップ（ＭＧＣ）」を見ようと、思い切って買い替えたのです。

失語症になったばかりで「お母さん」「わかんない」の二語しか言えなかった頃、病院にお見舞いに来てくれたのが、マラソン解説者としても有名な増田明美さん。それから十年が過ぎた二〇一九年七月に、近所で増田さんの講演会があると聞いて連絡をとり、十年ぶりにお目にかかりました。

久しぶりに会った増田さんと、「九月にはＭＧＣがあるから、それが終わったら一緒にカラオケに行きましょう」と約束しました。

増田さんが歌う都はるみは天下一品だともっぱらの評判なので、私は聴かせてもらうのを楽しみにしていました。なのに、どうしてテレビが台形なんでしょう？

よく見ると画面にも焦点が合わず、文字がダブって見えます。

テレビの解像度が高くなったせいで目が疲れたのかと思い、私はピントが合わないまま、フラメンコのレッスンに出かけました。当時の私は近年になく体調がよかったので、フラメンコを習っていたのです。

でも、やっぱり目の調子がおかしい。足元がよく見えず、段差があるのもわかりません。

「足元が見えない？　これは記憶にあるぞ！　もしかしたら脳梗塞が再発したのかもしれない」

私はすぐに杏林大学病院に行ってＭＲＩを撮ってもらいました。笹森先生は診察日ではなかったにもかかわらず、快く対応してくださいました。結果は異常なし。目の異常は二カ月ほどで良くなり、寄り目にもならずにすみました。原因は不明ですが、おそらく軽い脳出血か脳梗塞か何かがあったのだろう、と私自身は思っています。

ただ、この時に見た「色」は最高にきれいでした。

白いソファが、近づいたり離れたりするたびに色が変わる。淡い緑の写真が、見る角度が変わるとピンクに見える。真っ白な洗面台が青く見えることもありました。

最初に不思議な色を見たのは、くも膜下出血の手術と脳梗塞から七カ月が過ぎた二〇一〇年六月。三カ月間のリハビリ入院を終えて帰宅していた私が、自宅の寝室で灯りを消して寝ようとすると、白いはずの天井に、なぜか七色の虹が見えました。一八〇度の半円ではなく、一六〇度くらい。視野が欠けているからでしょうか？

以来、私は不思議なくらいきれいな色が見えるようになりました。二〇一六年頃がピークでしたが、いまでも花や風景は、病気をする前よりも遥かにビビッドに見えています。

昔、聞いた話では、宇宙に色は存在しないのだとか。光の波長の違いを、脳が色として認識しているだけで、それも確かなものではまったくなく、たとえば水色という色名で表現されていても、相手も同じ色を見ているかどうかはわかりません。

色で思い出すのは、以前にもご紹介した『奇跡の脳』のジル・ボルト・テイラー博士とお母さんの話です。

脳を損傷した娘のテイラー博士のリハビリにジグソーパズルが役立ちそうだと判断したお母さんは、「出べそみたいなピースを、引っ込んでるへそみたいなピースにつなげて欲しいの」と指示を出します。明らかに間違ったピース同士をくっつけようとするテイラー博士を見て、お母さんは助け舟を出します。

「ジル、色を手がかりにしたらいいじゃない」

お母さんからそう言われた瞬間に、テイラー博士は色が見えるようになりました。「色」という概念が存在することに気づいて、初めて色が見える。「青い」という概念が脳内にあるからこそ、「空は青い」と認識できるのですね。

色は脳が見せている、と私は確信しています。

現在の私は、多少の不自由を抱えながらも、普通に家事もできるし、家族との日常会話もなんとかなっています。でも、私にはまだ「右」と「左」の区別がつけられません。「おじいちゃん」と「おばあちゃん」も混乱してしまい、いつも「おば……おじいちゃん」と言ってしまいます。

クルマの助手席に乗っても、私が知っている道を旦那に伝えるのはほぼ不可能です。「大通りを右、じゃなくて左」。右と左じゃエラい違いです。結局、指さして「こっち」とやるしかありません。

温泉宿に行った時には、浴衣の合わせが右前か左前かがわからなくなりました。以前は和裁教室に通って着物を縫っていたのに。

フラメンコの演舞では大勢で揃えることがありますが、右も左もわからない私に、みんなはひやひやしたはずです。フラメンコでは足を踏み鳴らすことがあります。左足は普通に音が鳴るのですが、鈍くなった右足は音を出せません。

靴下をはいていると、右の靴下だけ足首の周りをくるくる回ってしまい、気づけばかかとの位置が手前にきています。右足が自分の一部だという感覚が乏しいのでしょう。

言葉は、手術前に比べれば三〇%くらい。赤ちゃんのような状態から日本語を習い始めましたが、十年以上経ったいまもなお、発症以前にはほど遠いのが現状です。頭に浮かぶことはいっぱいあるのに、語彙が足りなくて言葉になりません。

昔、自分が書いた記事を読み返すと感心します。二十四歳で『週刊文春』で「おじさん改造講座」の連載を始めた頃に、当時の上野徹編集長から「文章が達者だ」と褒められてとてもうれしかったのですが、いまは全然達者じゃありません。

この原稿はノートパソコンを使って打っていますが、うまく変換できないことはしょっちゅうです。原因を「げいいん」と打ったり、しどろもどろを「しともどもろ」と打ってしまったり。

打ち方がわからないと、私は娘のチヒロに聞きます。

「〝アルファベット〟ってカタカナで書きたいんだけど、ファってどう書くの？」

「Fの次にAを押すの」

「『ちょっとずつ』ってどう書くの？　づつなの？　ずつなの？」

「ずつだからZUTUだよ」

「ありがとう！」

こんな感じです。

さっき教えてもらったので、「アルファベット」と「ちょっとずつ」は大丈夫。でも、明日になれば忘れているので、家族は結構大変です。

先日もこんなことがありました。

いつものようにひとりで買い物に出かけた私は、ショッピングモールの中にあるアウトドアショップに入ってみました。

私は子どもの頃から地図を読むのが得意でしたし、退院直後から道に迷うことなく、ひとりで近所を歩き回っていました。

アルファベットが読めない私は、お店の名前（ブランド名）がわからないまま「へえ、こんな店が近所にあるんだ」とウェアやガスバーナーを見ていたのですが、帰り道でふと、あの店がmont-bell（モンベル）だったことに気がつきました。以前は、夏休みのたびに家族で二週間ほどキャンプに出かけていたので、モンベルのロゴには馴染みがありました。

「モンベルが、こんな近くにあったんだね。私はアルファベットが読めないから店名がわからなかったよ」

家族にそう言うと全員が絶句しました。脳梗塞から十年以上も経っているのに、まだ私がローマ字読みに近い簡単なフランス語も読めなかったからです。

小学生程度の読み書き能力しかない私には、アルファベットの小文字がなかなか覚えられません。そんな時には、机の壁に貼ってある紙を見ます。「あいうえお」「アイウエオ」「ABCDEFG」「abcdefg」などと書かれているのですが、どうしても気になるのが小文字のbとdです。どうして鏡に映ったようになっているんでしょう？　謎です。gは特徴があって目立つので、gを手掛かりにしてgの隣にあるのがfと覚えるのですが、とても時間がかかります。

そんな私の一日は、草木の水やりから始まります。

夏はベランダのプランターでトマトやナス、キュウリ、ピーマン、オクラなどの野菜を育てています。私が野菜を育て始めたのは三十歳からなので、もう三十年もやっていることになります。

一時期は完全にハマって、市民農園や実家近くに小さな農地を三つも借りていました。

穫りたての野菜の味は格別で、簡単に調理するだけで本当においしい。感動するくらいおいしかったのはほうれん草とズッキーニ、ゴボウ。失敗したのは、そばとメロンです。ゴボウの花をご存じでしょうか？　ゴボウは高く伸びます。二メートルから三メートルくらい伸びて、一番上にきれいな紫色の花をつけるのです。最初はゴボウの茎が高く伸びるこ

パソコンで原稿を書く時に確認しているアルファベット表

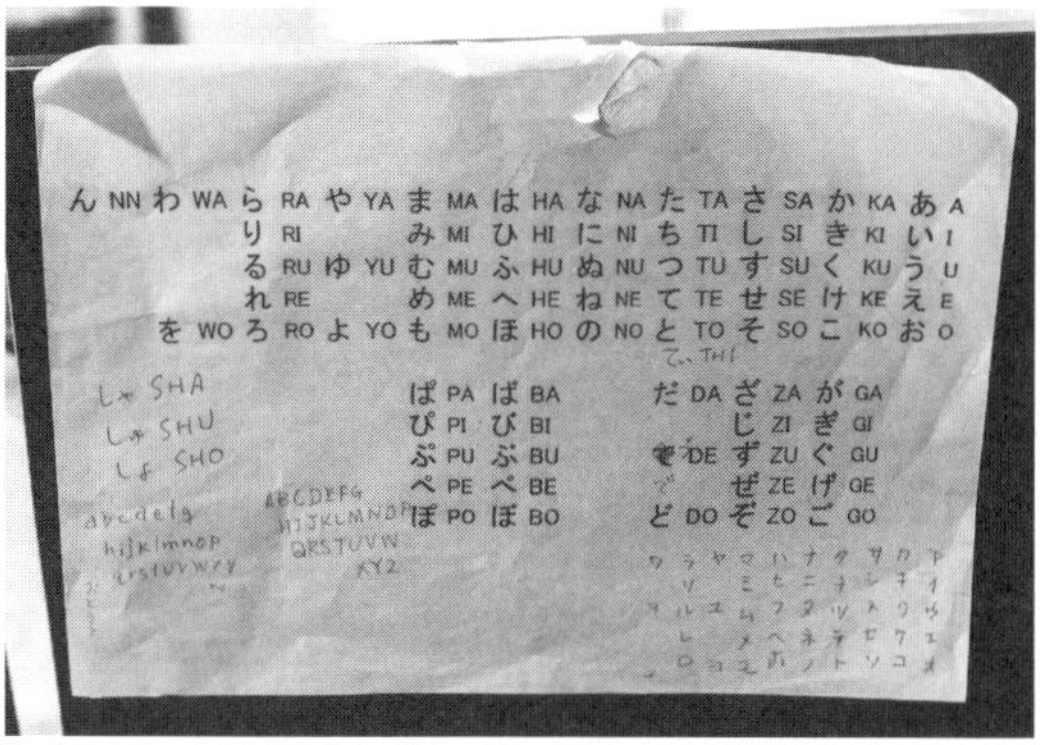

とも花が咲くことも知らなかった私は、何が起こったのかと驚きました。土を掘って収穫するゴボウは、香りも素晴らしいのです。

残念ながら、病気をしてからは市民農園には行けなくなりましたが、野菜栽培は家のベランダで細々と続けています。

春になると、ＪＡ東京むさし（東京むさし農業協同組合）から手紙が届きます。私は毎年、育てたい野菜苗を選び、決められた書類に書き込んで申し込みます。いつもは娘が計算して申込用紙に合計金額を書き込んでくれるのですが、今年はたまたま外出していて不在でした。

困った私は「もしかしたら、電卓があれば自分でも計算できるかも！」と考え、十数年ぶりに電卓に挑戦しました。でも、できません。１＋５＝５となってしまうのです。何度やってもできないので、旦那の目の前でやってみると、どうやら私は「１＝５＝」と打っていたようです。電卓さえ使えない自分にびっくりしました。

朝起きて植栽や野菜への水やりが終わると、ざるにキノコや薄く切った大根などをのせてベランダで干してから、洗濯機を回します。衣類を洗濯槽に入れる時には、あえて動かしにくい右手でやります。これが私のリハビリというか、癖になっている唯一のことです。本当は何もかも右手でやった方がリハビリになるのでしょうが、面倒なのでほとんどのことを左手でやってしまいます。私は長く努力し続けることが苦手なのかもしれません。

洗濯物を干したら朝ご飯を食べます。ご飯と、具だくさんのお味噌汁と、昨日の残り物で軽く済ませます。

買い物に出かけるのは二〜三日に一度。冷蔵庫の中身を見て買い物リストを作るのですが、結構大変です。「ジャガイモ」「ブロッコリー」などとメモする時に間違えて、たとえばブロッコリーが「ブロッこリー」になってしまう。「これはヘンだ。何かがおかしい」と思っても、「コ」のカタカナがどうしても出てきません。

出かけるために着替えようとしても、シャツの左袖の小さなボタンを右手で留めるのが難しい。家に誰もいなければ、左袖のボタンは開いたままで出かけます。ネックレスを首の後ろで留めるのも不可能なので、ひとりの時はつけません。腕時計のベルトもゴムで開くように換えました。

ふだんはすっぴんの私ですが、たまにはお化粧をすることもあります。眉墨は左手で持ちますが、左の眉はなんとか描けても、右が難しい。眉の高さがずれてしまい、まるでピカソの絵のようです。子どもの頃にテレビでやっていた「マジンガーZ」というロボットアニメには、顔の右半分が女、左半分が男の不気味な悪役「あしゅら男爵」が出てきますが、私がお化粧をするとこれに近くなってしまいます。

病気の影響で、視野が狭くクルマの運転ができないので、散歩にはほぼ毎日出かけています。ある時「電車じゃなく、歩いてみよう」と思い、やってみると気持ちがいい。以来、多分一日二キロくらいは歩いているでしょう。先日は、目黒の歯医者さんに行ったついでに、代官山から渋谷を回って神泉まで歩きました。

理学療法士の譲矢正二先生は、私の生活を聞いてこうおっしゃいました。

「やっぱり、清水さんは、歩いたことがすごくよかった。全身運動だから手も振るし、いろいろなところを見られて刺激も受ける。料理を毎日作って、手を動かしているのも素晴らしい。日常生活で動いていなければ、ここまで回復されなかったと思います」

買い物や散歩から帰ってくると、料理を作ります。

右手をうまく動かせない私は、包丁を左手で持ちます。譲矢先生のおっしゃる深部感覚が右手にないから怖いんでしょうね。リンゴの皮を剝《む》くのは絶対に無理なので、旦那や娘に頼みます。だし巻き卵を作る時は、菜箸を左手で持って巻きます。どうして作れるのか自分でも不思議です。

病気をした後、ウチのおかずは一品少なくなりましたが、時々思いつきで「処分に困ってる昆布巻きを細かく切ってグラタンに使えばいいかも！」とか「ポテトサラダにミカンの皮を入れてもいいかも！」などと、やりたいように楽しく料理しています。

二十代から四十代ぐらいまでの私は、仕事や旅行で海外によく出かけていました。旅の楽しみは地元のスーパーに行くこと。絆創膏ひとつにもお国柄が出ておもしろいのですが、特に興味深かったのがドイツの調理器具。根菜類にセットして取っ手をグルグル回すと、渦巻き状にスライスされて出てくるなど、特殊な用途に使う多くの器具が揃っていました。

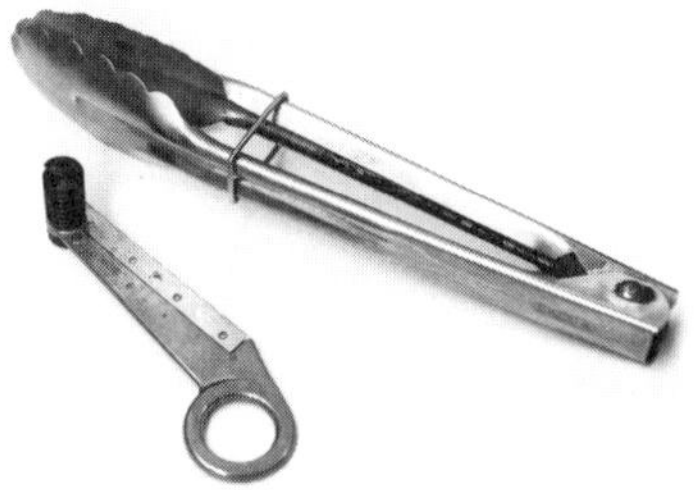
愛用しているトングとドイツの調理器具

「どうしてこんなにヘンテコな器具がたくさんあるんだろう？　箸や包丁を使えばいいのに。ドイツには不器用な人が多いのかなあ」
当時の私はそう思っていて、まさか自分の右手が使えなくなるなんて想像もしていませんでした。右手が不自由になったいまは、菜箸よりもむしろトングをよく使います。なんて便利なのでしょう！
子どもが生まれて以来、外食はめったにしなくなりましたが、たまには出かけます。私がうまくしゃべれないので、娘のチヒロが小学校二年生の時から「オーダー、お願いします」などと、大人のような物言いで注文してくれました。

注文が終わって、ヒマになると、娘はたいてい私に課題を出してきます。

「テーブルに右手をのせて、中指だけを上げてごらん」

私が言われた通りにすると、「中指だけって言ったのに、小指も上がってるよ」とチヒロに指摘されます。

私は一生懸命中指だけを動かそうとするのですが、どうしても小指も一緒にピコンと立ってしまう。なんだかおかしくなって、ふたりで爆笑しちゃいました。

娘にはリハビリの知識などまったくないはずなのに、難しい課題を次々に出してきます。

「右手を開いて、他の指は動かさずに、人差し指だけを九〇度に曲げて。はい伸ばして。また曲げて、伸ばして。ほら、他の指が動いているよ」

「ジャンケンの問題です。パーはグーを包みます。パーの勝ち？　負け？　どっち？」

まるで理学療法士や言語聴覚士のようです。

「どうしてリハビリのコツがわかるの？」と聞いてみましたが、「普通、わかるでしょ？」と笑っていました。

全然曲がらなかった右手小指の関節を曲げられるようになったのは、手術から十年も経ったつい最近のこと。娘の協力のお蔭です。
先日、娘と旦那がこんな会話をしていました。

旦那 お母さんの病気は、チヒロちゃんが優しい子に育ってくれたことに大きく影響していると思うんだけど、チヒロちゃん自身はどう思う？

チヒロ そうなんじゃない？ だって、お母さんとふたりで出かけてさ、店員さんを呼ぶのも、注文するのも私だし、お金を払うのも私。お母さんに「どれにする？」って聞くと、「これ」って指さすだけ。「お母さん、コーヒーは食前、食後？」って私が聞いて、お母さんが「食後」って言ったら「食後でお願いします」って店員さんに私が伝える。支払いの時もお母さんにはお金の計算ができないから、できるだけお釣りを少なくするように私が考えてお金を出した。

旦那 小二でいきなりお釣りの計算もしていたね。

チヒロ 買い物も私がするし、荷物も私が持つわけですよ。ガラガラ（ショッピングカート）も私が持った。でも、お世話でも介護でもない、守るというのも違う。言い方が難しいけど、気を配る存在かな？ 子どもが親に気を配るってなかなかないでしょ？

旦那　ないない。絶対ないよ。

チヒロ　「お母さんがコートを着てる間に私が払っておくね」と、声をかけたりして、双方向のコミュニケーションがあった。

旦那　親から子への一方的な教育じゃなくてね。

チヒロ　一緒に成長していく同志というか。こっちはまだ子どもだし、お母さんは病気をしてるから。お互いに「気を配られる存在」であるわけですよ。

旦那　チヒロちゃんの成長と、お母さんが日常を取り戻していく過程が重なり合っていたんだね。

チヒロ　そういう面は確実にあると思います。

チヒロは中学二年の冬に大病をして、三学期はずっと入院していて一度も学校に行けなかったのですが、今では元気に地方の大学に通っています。旦那には、「子どもには広い世界を見てほしい」という思いがあり、コウスケもチヒロも寮生活を経験しています。チヒロは「末っ子には見えない。長女かと思った」と会う人からよく言われるそうですが、長く私の面倒を見てくれたからでしょう。小学二年生の頃から「蕎麦湯をください」と店員さんに頼んでいたのですから、物怖じしない子に育ったのも当然かもしれません。私が言えない言葉をノートにまとめてくれたり、九九を教えてくれたり。母と娘というより、友達同士で遊んでいるような感覚でした。

まだリハビリ病院に入院していた頃、理学療法士の先生から「ピアノはリハビリにすごくいいですよ」と教えてもらったので、退院後は、家で時々ピアノを弾くようになりました。

ピアノは小学校一年から中学二年まで習っていましたが、なにしろ左脳の四分の一が死んでいるので、昔のようにいきません。手始めに「ハノン」という、子どもの頃に習った練習曲をやることにしました。両手が同じ動きをするので、リハビリにはもってこいだと考えたからです。

左手は問題ありませんが、右手は思うように動いてくれません。「ドレミファソ」と弾きたいのに、小指だけがピーンと立ってしまい、「ソ」の鍵盤に小指を下ろすことができないのです。立ったままの小指は、私の意識に上がっていません。神経も通わない感じで、どこにあるのかわからない状態です。頑張って動かそうとしても、他の指で弾く「ドレミファ」に比べて、小指で弾く「ソ」は蚊が鳴くような小さな音しか出ません。

それに「ハノン」は指を動かすための練習曲なので、弾いていてもたいしておもしろくないのです。「そうだ！　『エリーゼのために』だったら弾けるかも？」と閃いたのは五年ほど前のこと。曲はあまりにも有名だし、メロディーも比較的簡単なので、私も子どもの頃に弾いたことがあります。

いまの私には、楽譜からメロディーを読み取るのが難しい。その上、老眼も進んでいるので小さい文字で「♯（シャープ）」が書いてあっても見えません。でも、「エリーゼのために」なら、昔の記憶をたどって、音を拾っていくうちに弾けるようになるかも。左手は動くので、右手のメロディーさえなんとかなればこっちのものです。

久しぶりに楽器店に入って「エリーゼのために」の楽譜を買ったのですが、音符も記号も細かくて全然見えないので、チヒロに頼んでコンビニのコピー機で拡大コピーをとってもらいました。

加えて、音符にミ♯レミ♯レミシレドラとふりがなのようにカタカナで音名を書いてもらえば準備万端。早速ピアノに向かいます。

一音ずつ、ゆっくり弾いているうちに、自分でもジーンとなりました。「お母さん」と「わかんない」の二語しか言えなかった私が、いまやピアノで「エリーゼのために」のメロディーをなんとか弾いている。人の治る力は素晴らしいですね。

ピアノについては、最近になって少し変化がありました。NHKのドキュメンタリー番組を見て、左手だけで弾くピアニストがいることを知ったのです。脳出血で右半身が動かなくなった舘野《たての》泉さんが代表的な存在ですが、演奏家には「局所性ジストニア」という病気のせいで手が思うように動かなくなる方が何人もいらっしゃって、なんと左手だけのピアノの国際コンクールまであるそうです。

左手だけで弾ける曲の楽譜があると聞き、早速旦那に頼んで、通販サイトで購入してもらいました。

届いた楽譜は、『舘野泉　左手のピアノ・シリーズ　吉松隆／3つの聖歌（ピアノ《左手》のために）、子守歌、4つの小さな夢の歌（3手連弾のために）』。

同じく通販サイトで買ってもらった『舘野泉×吉松隆』というCDを旦那と一緒に聞いていると、聞き覚えのある曲が流れてきました。

「これ、スラヴァが歌ってたカッチーニの『アヴェ・マリア』じゃないの？」と旦那が気づきました。

スラヴァはベラルーシ出身のカウンターテナー。男性ですが、裏声を使って高音で歌います。アニメ映画『もののけ姫』の主題歌を歌った米良美一さんみたいな声、といえばわかりやすいかもしれません。スラヴァのアルバム『アヴェ・マリア』は日本

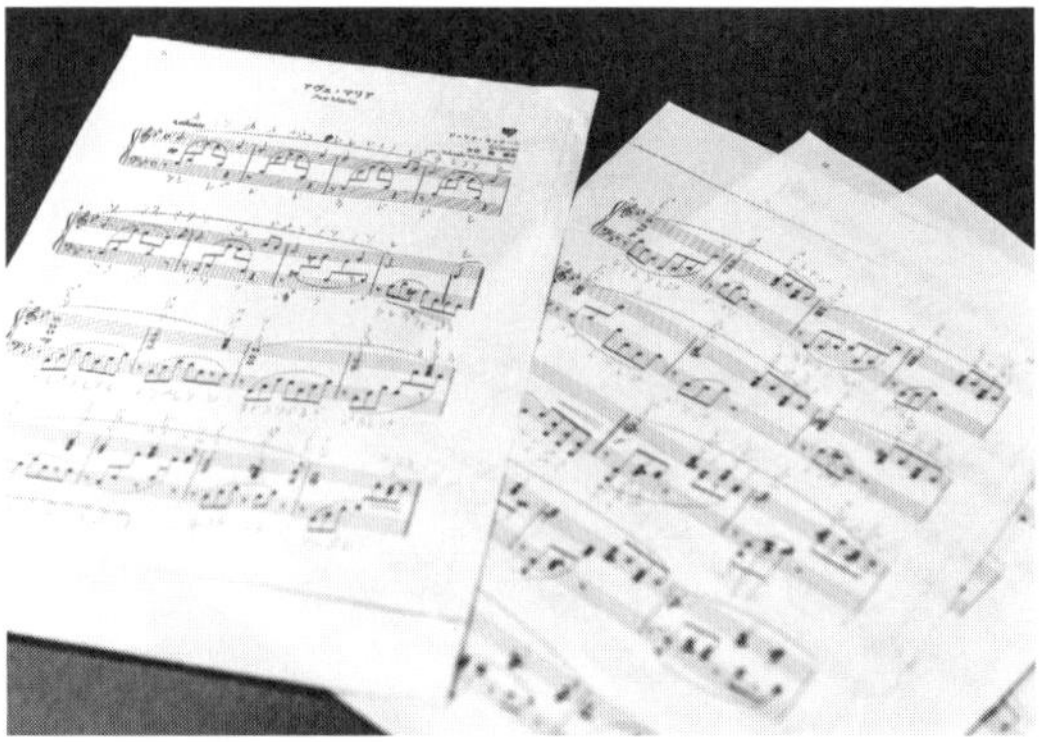

カタカナでドレミが書き添えてある「アヴェ・マリア」の楽譜

でも大ヒットとなり、旦那が買ってきてくれたＣＤをふたりでよく聴きました。

スラヴァが来日した時には、旦那と一緒に紀尾井ホールで行われたコンサートに出かけました。もう二十年以上前のことです。紀尾井ホールは小ぶりで素晴らしい音響。スラヴァの声もよく伸びて、シューベルトとカッチーニの「アヴェ・マリア」は特に素晴らしく、コンサートはあっという間に終わってしまいました。

興奮さめやらないお客さんたちとともに紀尾井ホールを出た時、突然、「アヴェ・マリア」がすぐ近くで聞こえました。声の主は、私の旦那でした。

旦那は「ねえねえ、似てない？」と私に聞いたのですが、私が返事をする前に、すぐそばにいたおばさんが「あなた、うまいわねえ」と感心して言ってくれました。

余談ですが、私の旦那は声が大きくて裏声で歌うのが得意。カラオケの持ち歌はアース・ウインド＆ファイアーの「宇宙のファンタジー」、フィリップ・ベイリーの高音をフルコピーします。

最近の私は、ピアノを弾く時にはカッチーニの「アヴェ・マリア」と決めています。左手だけで弾いても、私にはちょっと難しいのですが、とにかく曲が美しいからです。右手のリハビリはどこに行ってしまったのでしょうか？


話がずいぶん逸れてしまいました。最近の私の日常に戻します。

晩ご飯を食べた後は、ジューサーで野菜ジュースを作って飲むのが私の習慣です。キャベツ、リンゴ、ニンジン、パセリ、レモン、アボカドなど、五～六種類のミックスジュースで、近所のお医者さまが教えてくれました。野菜や果物を切るのも、ジューサーの電源スイッチを押すのも、カットした野菜や果物を上から突っ込む動作も全部左手でやります。

ジュースを飲んで洗うと、翌日の朝食を作ります。

晩ご飯を食べ終わって鶏の骨やスペアリブの骨、エビの殻が残れば中華鍋で煮て、濾《こ》して、翌朝のお味噌汁の出汁をとります。特にエビの殻のお味噌汁はおいしい。何もなければ、中華鍋に水を入れて、昆布＋煮干しで出汁をとります。かつお節の時もあります。

出汁がとれたら、野菜などを切って放り込んでおきます。こうしておけば、翌朝、もし私が早く起きられなくても、旦那が自分でお味噌汁を作ることができるからです。

中華鍋を使うのは、鉄分を摂るためです。私は三十代ぐらいから、夜に足がムズムズして眠れないことがよくありました。十年くらい前に「むずむず脚症候群」という病名がつけられて、鉄分不足が原因らしいと聞いたので、中華鍋と鉄瓶を使って鉄分を補っています。

チヒロが高校生の頃まではお弁当が必要だったので、夜のうちにお弁当のおかずも作って冷蔵庫に入れておきました。炊飯器をセットすれば準備完了（いつもは鍋で炊きますが朝のご飯だけは炊飯器に頼ります）。骨や野菜くずはベランダのプランターに埋めて「たい肥」にします。我が家が出す生ゴミは、半年間でほんのひと握りです（夏場は腐るのがイヤなので普通に捨てますが）。

いま、私のプランターには、たい肥から勝手に生えてきたトマト、ミニトマト、大葉、ミョウガ、ジャガイモ、カボチャ、ハーブ各種が育っています。苗も肥料も買いません。ゴミと微生物と土で勝手に野菜ができるのがうれしいじゃありませんか。

ジュースを作り始めてから、ここまでで大体二時間。一日の最後は、左手で歯磨きしてからお風呂に入ります。頭は主に左手で洗い、洗顔は両手です。布団の上で簡単なヨガをして就寝です。

私の一日はこんな感じ。不自由なこともありますが、結構楽しく過ごしています。

「くも膜下出血と脳梗塞の体験談を『週刊文春WOMAN』に書いてみませんか？」と編集者の臼井良子さんが私に声をかけてくれたのは二〇一九年秋のこと。

原稿依頼は久しぶりで、もちろんうれしかった。古巣の『週刊文春』が声をかけてくれたこともありがたかった。ですが、同時に不安もありました。私に原稿が書けるのだろうか？　ましてや連載なんて、どう考えても無理じゃないの？　と考えましたが、旦那が勧めてくれたこともあって、勇気を出して書いてみることにしました。

タイミングがよかったのは、二〇一八年春から一年間、初心者パソコン教室に通っていたこと。散歩の途中にパソコン教室の貼り紙を見つけて、中を覗き込むと「明日からスタートよ」と言われ、あれよあれよという間に受講者になりました。年々受講者が減り、高齢化もあって存続が難しくなったので、あと一年で解散と決めていたそうです。

最初のうちは送信がうまくできず、違う友達にメールを送りつけたり、約束の時間を間違えて送ってしまったこともありました。いまでも時々、宛先って誰のことだろう？　もしかしたら私のこと？　などと考えてしまいますが、なんとかメールを使えるようになり、インターネットを見たり、社会人になって独立した息子や遠方の大学の寮で暮らしている娘と毎日のようにＬＩＮＥをしています。

私が東京病院を退院した二〇一〇年の春、言語聴覚士の先生は「日記ぐらいだったら書けるようになるかもしれません」とおっしゃいました。でも、実際には難しかった。本を読もうとしても、同じ行を何度も読んでしまって先に進めなくなるので、書見台に本を置き、三十センチの定規を当てながら一行ずつ読んでいます。いまでも文字を読むとすぐ疲れてしまい、雑誌二ページぐらいでヘトヘトになるので、本一冊読むのに一年近くかかります。

そんな私が、再び長い原稿が書けるようになるなんて、ちょっとあり得ない感じです。東京病院を退院した直後に買った「ジャポニカ学習帳」には、家族との日常会話の中で、私がうまく言葉にできなかった単語がたくさん書かれています。

あみど（網戸）、でがらし（出がらし）、じんべい（甚平）、みのむし（蓑虫）あさっぱら（朝っぱら）、はらごしらえ（腹ごしらえ）、気が気でない、炊き立て、耐熱、どうにかこうにか、とげが刺さった、手強い、ひあがってしまう（干上がってしまう）、してやったり、気が知れない、野蛮人、美人局（つつもたせ）、ねこだまし、やったぜセニョール（注・ケーシー高峰の古いギャグ）、その筋の人、できたも同然、病み上がり……。

言語聴覚士が患者さんに「やったぜセニョール」や「その筋の人」などと書いて練習させることなど決してあり得ないでしょう。ああでもない、こうでもないと旦那や子どもと喋りながら練習するのは、とても楽しい時間でした。私にとっては、家族との日常会話こそが最良のリハビリだったと思います。

最近、家族とこんな話をしました。

旦那　ずっと見てきたチヒロちゃんは、お母さんの言葉がずいぶん戻ってきたと思う？

チヒロ　うん。こうやって私が「漢字を思い浮かべて」とか「書ける？」と声かけをするようになったのは、わりかし最近だけどね。手術から八年くらい経ってからじゃないかな。

私　『週刊文春WOMAN』の連載をやり始めてから。

チヒロ　発音しながら書くわけだけどさ、お母さんの場合、発音が「か」だと思っているものが「た」だったりするじゃん。そうすると打てない。パソコンに出てこないわけ。たとえば立川を「かちかわ」と打っても出てこないから、お母さんが私に聞いてくる。「チヒロちゃん、『たちかわ』って打っても出てこないよ……」「『かちかわ』になってる。『か』じゃなくて『た』だよ。TAね」って話をすることが本当にたくさんあった。間違えたらパソコンで変換されないから、もう強制的に矯正されるわけ（笑）。

旦那　私も何度も聞かれたよ。こうやってみると、『週刊文春WOMAN』の連載はお母さんのリハビリにもなってありがたかったね。

言語聴覚士の小嶋知幸先生は「私は原稿を読んで涙しましたよ。書くのは最高のリハビリです」とおっしゃいます。

「音韻と仮名の処理。そしてワープロを使っての文字変換は失語症患者にとってとても難しいこと。常識的に考えて、清水さんの状態では、三行くらいの日記は書けても、雑誌の記事を書けるようになるまでには、本当に高いハードルを越えなくてはならなかったと思います。

なんといっても自分の足で歩けて、料理ができて、買い物ができて、というところが大きかった。

失語症の患者さんのご家族には、ご主人の状態がどれほど重篤であっても明るさを失わない奥さんもいれば、すごく良くなったにもかかわらず『こんなのはウチの主人じゃありません！』と喜ばない方もいます。失語症の問題というより、人生に予期せぬ災難が起こった時の人間の振る舞いの問題でしょうね。清水さんの昔の作品を読むと、物事を見る視点が非常に柔軟です。人間ウォッチャーだからこそ、自分自身をウォッチすることができた。内心は悲嘆に暮れていらっしゃったはずですけど、表現形としては明るく、これが現実だし、なるようになるでしょう、と前向きにとらえることができた。そんな柔軟さがあったからこそ、ここまで回復されたのだと思います」

（小嶋知幸先生）

『週刊文春WOMAN』の連載が始まって、もうひとついいことがありました。旦那が私の母から呼び出されたのです。私は泊まりがけの旅行中で、数日後に聞いたのですが、『記事を読んで涙が出た。あんなに大変だったなんて全然知らなかった。すべてタケシさんのお蔭』と涙ぐんで強引にお金を渡されたそうです。

八十代後半にさしかかった母とは、最近になって、ようやく普通の会話ができるようになりました。「ここが痛い」とか「友達が亡くなった」とか。話題は主に自分の健康問題で、人の悪口が少なくなったのは本当にありがたい。年を取るのも悪くないですね。

私が書いた原稿を読んでくれた母が何かを感じてくれたのなら、これ以上の喜びはありません。

年といえば、私の身体はどんどん良くなっています。「ここ十年で一番健康なんじゃない？」と旦那は言ってくれますが、私もそう思います。

病気して以降、体操、フラメンコ、テニス、いろいろやってきましたが、今は洋裁教室。ミシンも使えるようになり、自分で作ったワンピースが再び着られる日がくるなんて夢のようです。

旦那のために布製の財布も作りました。昔のノートを見ると、私が最初に財布を作ったのは二〇〇六年六月。くも膜下出血を起こす三年半前にあたります。小さくて使い勝手がいいと旦那はとても気に入ってくれて、ボロボロになるまで使ったらまた新しいものを作ってあげました。私が病気になって以降、旦那はいくつか残っていたストックの財布を大切に使っていたのですが、ついに最後の一個がボロくなってきて、「この財布で最後だな」と寂しく思っていたそうです。

実は、数年前に「お財布を作ってみよう」と思い立ってチャレンジしたことがあったのですが、失敗に終わりました。以前ノートに書いておいた作り方の覚え書きが、当時の私には理解できなかったのです。

時が経ち、二〇二一年夏、洋裁教室の吉野先生の指導のおかげで、なんとか財布を完成させることができました。私が新しい財布をプレゼントすると、「また自分で財布が作れるようになるなんて！」と、涙もろい旦那は両手で顔を覆って泣いてしまいました。

料理と同様に頭と手足を使ってミシンを動かしていたこともリハビリになったと思います。

吉野先生は、二〇二二年の春に定年を迎えて教室をお辞めになったのですが、本当

手作りの布製財布（12×8cm）とワンピース

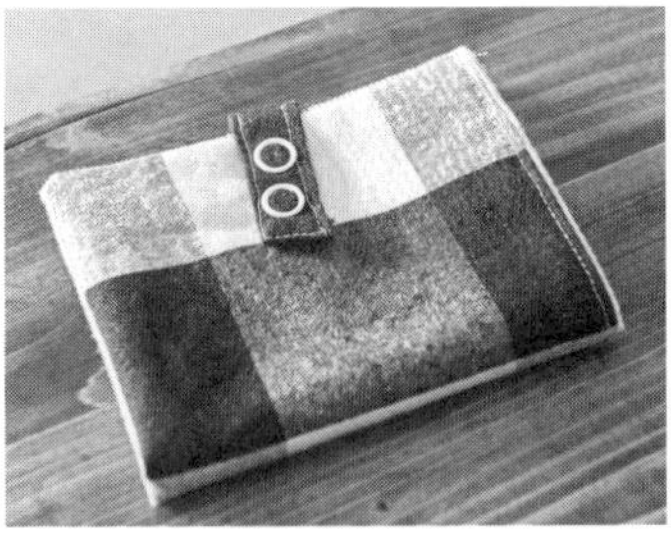

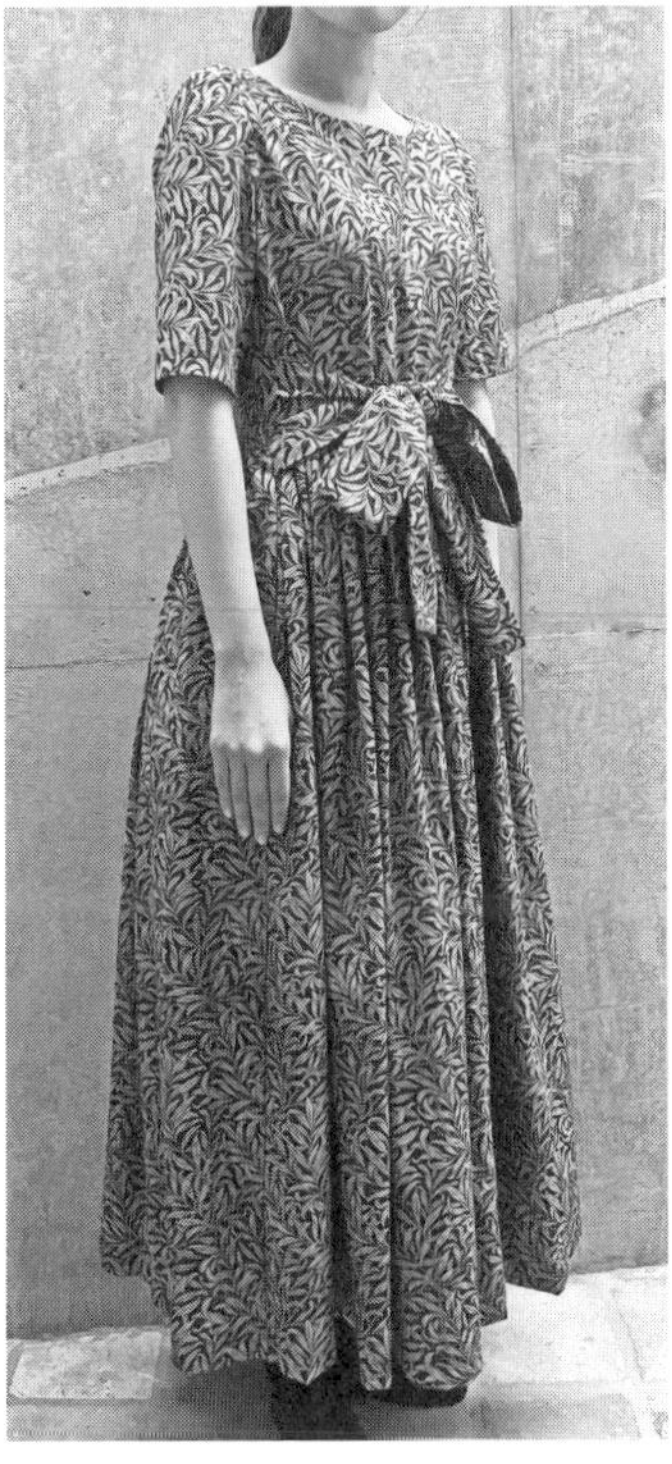

に感謝しています。

二〇二一年九月二十一日は中秋の名月。しかも八年ぶりの満月でした。この日の夜、まもなく二十歳を迎えるチヒロとふたりで外食した私は、月を眺めながら家の近くまで歩いてきました。

「きれいな月だね！　チューチューのちゅう」

ふたりで爆笑します。

「ハハハハ。頭の中に漢字は浮かんでる？」

「秋はわかる」

「ちゅうは〝中〟だよ、中と秋でちゅうしゅう」

「ちゅーちゅー」

「漢字を思い出して。中秋」

「ちゅうしゅう」

「もう一回言って。ちゅうしゅうのめいげつ」

「中秋の名月！」

「そうそう。やればできるじゃない！」

振り返れば、私がくも膜下出血を起こした時点で、チヒロはまだ小学二年生。入院中はさぞかし寂しい思いをしていたはずです。

退院後はずっと私の近くにいてくれました。一緒に買い物に行けばお金の計算をやってくれ、指のリハビリの先生としてもピカイチでした。手術から十年以上が過ぎて、私の言語や身体はめざましく回復しましたが、それ以上にめざましかったのは、子どもの成長だったかもしれません。

中秋の名月は、私の目には、病気をする前よりもずっと美しく見えています。真ん中が黄色で外側が青色。まるで猫の目のようです。青といってもいろいろありますが、最近、ピッタリなものを見つけました。つゆ草の青です。

満ち欠けする月は、私の目にはいつもふたつに重なってヘンテコな形をしているのですが、さすがは中秋の名月。きれいなハート形に見えました。

脳に障害のない娘の目には、中秋の名月は丸く、白かクリーム色に光り輝いているはず。厳密に言えば、脳はひとりひとり違うのですから、見えている月の色も違うのでしょう。

見える月の色はそれぞれ違っても、「きれいな月だね！」と頷《うなず》きあえる人が隣にいるのは、とてもありがたく、幸せなことだと思うのです。

月　日　曜日(　　)

和歌山県 炭作りが育てた照葉樹林 わかやまかし

紀州備長炭 白炭 ウバメガシ育ちがおそい

40〜50年とかかかる。あえて若い細い木は切らずに残す。

ヤマモモ 埋み火(うずみび)

清少納言 枕草子(まくらのそうし)

趣がある(おもむき)、風情(ふぜい)がある。

長崎びわ

ツぼ モウソウチク 15m キンメイモウソウ など

世界で一番早く伸びる植物のひとつ。木でも草でもない。

他の樹木が作る空間とはまったく異質な世界。

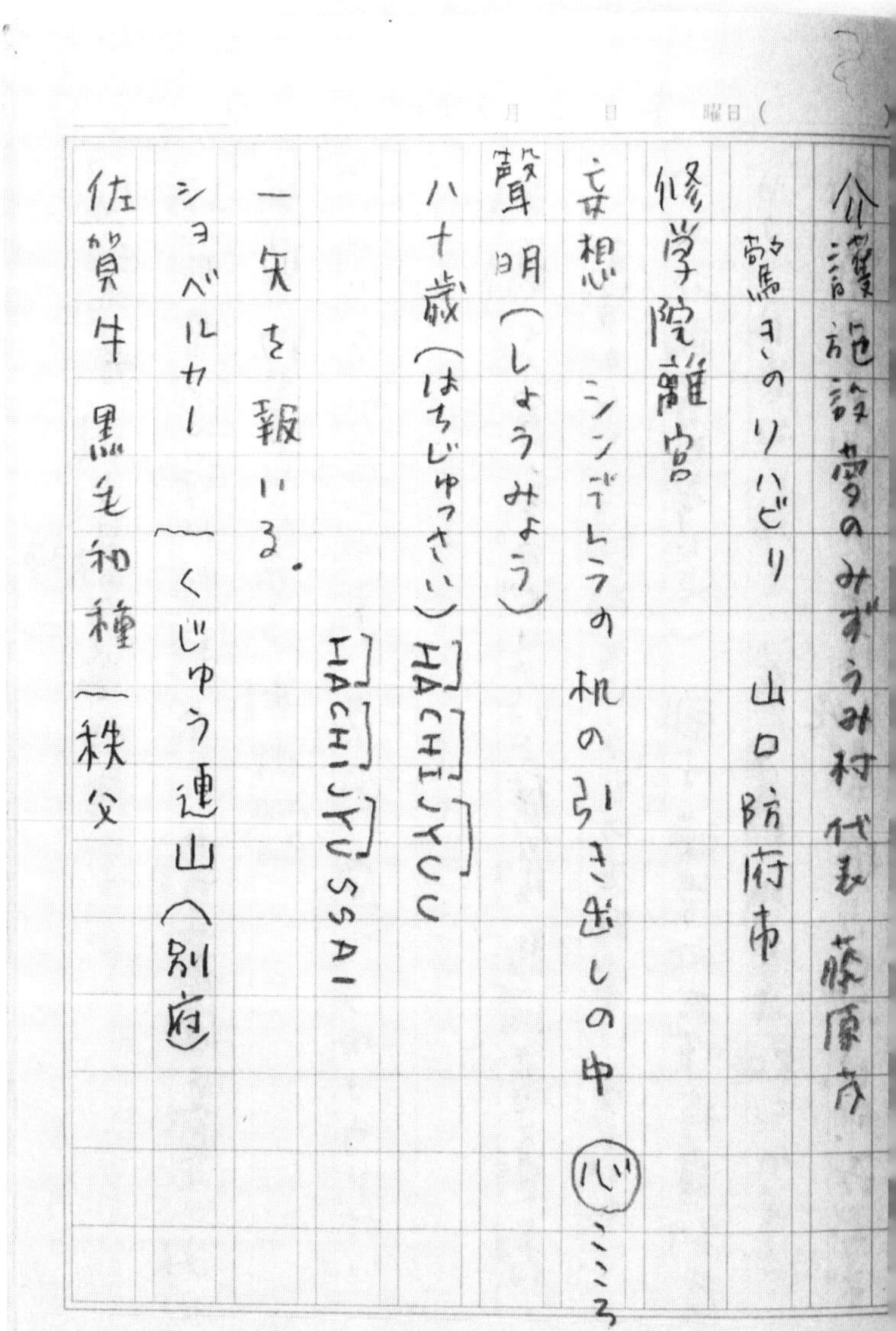

最近の手書き文字。発病前の字に近づいている

初出
週刊文春WOMAN（2016年新春スペシャル限定版、
2020年春号〜2022年春号、2022年秋号）を加筆・修正

写真　佐藤亘（88、105、108、142、148、151〜153、
165、169、176、185〈上〉、188〜189ページ、ぬいぐるみ）

清水ちなみ（しみず・ちなみ）
1963年東京都生まれ。
青山学院大学文学部卒業後、OL生活を経てコラムニストに。
『おじさん改造講座—OL500人委員会』（古屋よし共著・文春文庫）
『大失恋。』（監修・扶桑社文庫）など著書多数。

失《な》くした「言葉《ことば》」を取《と》り戻《もど》すまで
脳梗塞《のうこうそく》で左脳《さのう》の1／4が壊《こわ》れた私《わたし》

二〇二三年二月二〇日　第一刷発行

著　者　清水《しみず》ちなみ
発行者　鳥山　靖
発行所　株式会社　文藝春秋
〒一〇二-八〇〇八
東京都千代田区紀尾井町三番二十三号
電話　〇三-三二六五-一二一一
印刷・製本　大日本印刷
ＤＴＰ　エヴリ・シンク

定価はカバーに表示してあります。

万一、落丁乱丁の場合は送料当社負担でお取り替え致します。小社製作部宛お送り下さい。

本書の無断複写は著作権法上での例外を除き禁じられています。また、私的使用以外のいかなる電子的複製行為も一切認められておりません。

©Chinami Shimizu 2023
Printed in Japan
ISBN978-4-16-391663-7